Abnehmen auf Knopfdruck
Band 1

Schnell, einfach & langfristig durch bewährte Abnehm-Methoden & mit gesunden Rezepten für den Thermomix (Mit Punkten & Low Carb Ernährungsplänen)

. . . .

Anja Finke

Erste Auflage, Dezember 2019

Inhaltsverzeichnis

Herzlich Willkommen

Herzlich Willkommen

Ich begrüße dich zu meinem Programm rund um das Thema „Abnehmen mit dem Thermomix". Kaum ein anders Haushaltsgerät hat unsere Kocherfahrungen derart auf den Kopf gestellt wie der Thermomix. Seit der Zähmung des Feuers wurde kaum ein praktischeres Kochgerät erfunden als dieser hochmoderne und digitale Kochroboter.

Höchste Zeit, dass wir seine schier unbegrenzten Möglichkeiten dafür nutzen, uns nicht nur abwechslungsreich, gesund und köstlich zu ernähren, sondern auch all seine Vorzüge für ein dauerhaft schlankes Leben einsetzen.

Mein Abnehmratgeber ist in zwei große Teile geteilt:

Wissenswertes zum Abnehmen mit dem Thermomix

Dieser erste Teil des Buches umfasst 30 Kapitel mit wissenswerten Tipps und Tricks zum Thema Abnehmen, inklusive Rezepten.

Ernährungspläne und Rezeptesammlung

Im zweiten Teil gebe ich dir einen beispielhaften Low Carb Ernährungsplan mit gesunden Rezepten an die Hand. Dieser Plan geht über 21 Tage. Ernährungspläne funktionieren am besten, wenn sie individuell erstellt werden, da sie dann Vorlieben, Unverträglichkeiten, sowie individuelle Körpermaße berücksichtigen können.

Mit dem Gelernten aus Teil 1 kannst du die Ernährungspläne individuell anpassen. Dazu werden dir auch die Rezepte aus der Rezeptesammlung helfen, welche sich ganz am Ende des Buches befindet. Außerdem erhältst du auf meiner Website noch ein E-Book gratis mit weiteren Rezepten zum Herunterladen.

Bevor du also loslegst und weiterliest beachte folgendes:

Mit dem Kauf von diesem Buch erhältst du als **Bonus** auf meiner Webseite weitere gratis Rezepte zum Download.

Sichere dir schnell dein kostenloses E-Book!

Und so einfach geht es:

Blättere bis zur **letzten Seite** vor. Dort findest du die einfache Anleitung, um an dein gratis E-Book zu gelangen!

Ansonsten wünsche ich viel Spaß und Erfolg beim Kochen und Abnehmen.

Wissenswertes zum Abnehmen mit dem Thermomix

Einleitung

Es gibt Hunderte von Abnehm-Konzepten, so dass du dir wirklich ein wenig Zeit dafür einräumen solltest, um genau das für dich auszusuchen, was zu deinen Vorlieben und deinem Leben passt. Aber mache dir um die Frage der Umsetzung fortan keine Gedanken mehr! Denn der Thermomix steht dir für dieses Unterfangen hilfsbereit zur Seite.

Um dir die Entscheidung für deine Abnehm-Strategie zu erleichtern, möchte ich dich im ersten Teil dieses Buches über alles informieren, was du zum Thema Abnehmen mit dem Thermomix wissen musst. Dabei beginnen wir zunächst mit einer Übersicht über die Grundlagen des Abnehmens. Erfahre alles Wissenswerte über Nährstoffarten, Kalorien und Co.

Im Anschluss stelle ich dir die wichtigsten Diätformen vor. Dabei erfährst du, auf was du bei Trennkost, Fasten und so weiter beachten musst, um erfolgreich abnehmen zu können.

Sport ist nicht jedermanns Sache, das ist uns schon klar, doch inwieweit ist es wichtig, zum Abnehmen Sport zu treiben? Diese und andere Fragen beschäftigen dich schon lange? Erfahre die Fakten dazu ab dem 14. Kapitel.

Manchmal klappt Abnehmen nur bis zu einem bestimmten Punkt oder auch bis zu einer ganz magischen Zahl auf der Waage. Was es mit solchen Erfolgsbremsen auf sich hat und wie du mit ihnen umgehst, erfährst du ab dem 18. Kapitel.

Damit bei dir nicht nur das Abnehmen klappt, sondern dich dein Thermomix auch dauerhaft in deinem schlanken Leben begleitet, habe ich wichtige Übungen, Psychotricks und Motivationshilfen entwickelt. Du siehst also: Es lohnt sich ganz bestimmt, am Ball zu bleiben. Denn mein Programm bleibt spannend und informativ bis zur letzten Zeile.

Freue dich auf Motivationskarten, 1:1 umsetzbare Checklisten und leckere Rezepte! Jeden Tag eröffnet sich dir eine andere Tür in die faszinierende Welt des Abnehmens mit dem Thermomix.

Viel Spaß und Erfolg dabei wünscht dir deine

Anja Finke

1: Das Varoma Wunder und deine Abnehm-Checkliste

Noch nie haben Menschen mehr materiellen Luxus gelebt als wir Mitteleuropäer heute. Das ganze Jahr über können wir die exotischsten Lebensmittel genießen, denn Supermärkte und Versandhandel machen es möglich: das Leben im Überfluss. Leider hinterlässt dieses allzu oft Spuren auf unseren Hüften, an den Beinen, am Po und an vielen anderen ungeliebten Stellen unseres Körpers. Das ist wirklich manchmal zum Heulen.

Wohl dem oder der, die einen Thermomix hat. Denn mit diesem Alleskönner in der Küche lassen sich Speisen besonders schonend und figurfreundlich zubereiten. Denn darauf kommt es beim Abnehmen an, dass du die richtigen Lebensmittel isst und bei ihrer Zubereitung: darauf achtest, dass sie ihren hohen Nährstoffgehalt behalten.

Mit dem Thermomix kannst du nämlich auf verschiedenen Ebenen gleich mehrere Zutaten und Lebensmittelgruppen garen. Schnell, bequem und ohne negative Folgen für deine Figur. Dem Varoma sei Dank.

Die Formel lautet: Schnippeln, in den Varoma oder den Gareinsatz geben, lecker würzen, garen und genießen.

Doch was bedeutet Varoma überhaupt? Immer wieder werde ich gefragt, was Varoma ist. Deswegen möchte ich dieses Garverfahren einmal ausführlich erklären.

Zunächst einmal ist Varoma ein Dampfaufsatz für deinen Thermomix. Er ermöglicht dir besonders kalorienbewusst und gesund zu garen. Du kannst mit Hilfe dieses Zusatzgefäßes auch gleichzeitig verschiedene Bestandteile einer Mahlzeit kochen. Vielleicht im großen Behälter den Fisch, und Kartoffeln und Gemüse im Varoma. Ein konstanter Dampfstrom macht es möglich, dass du immer das perfekte Ergebnis erhältst.

Um den Varoma-Garprozess zu starten, tippst du zunächst den mittleren Kreis an. Dann drehst du den Drehschalter mit der Temperaturanzeige ganz bis zum Ende nach rechts. Als höchste Temperatur erscheinen 120 °C und im Anschluss erscheint das Wort „Varoma" im Display. Nun noch die Zeit einstellen und los geht es mit dem gesunden Dampfgaren.

Du siehst also: Dein Thermomix ist auch ein vollwertiger Dampfgarer. Mit all seinen Vorteilen: **den kurzen Garzeiten, dem Vitamin-schonenden Garen und dem konsequenten Verzicht auf Fette.** Denn nur du bestimmst, was in deine Gerichte kommt. So hast du jederzeit die volle Kontrolle über deine schlanken Rezepte.

Dem Thermomix ist es dabei egal, für welche Ernährungsform du dich entscheidest. Ob Kaloriendefizit, Low Carb oder Hollywood-Diät: Dein elektrischer Helfer steht dir immer dienstbar zur Seite.

Bevor es mit dem Abnehmen losgeht, möchte ich dir noch meine Abnehmcheckliste an die Hand geben.

Erfahre dann im nächsten Kapitel, welche Nährstoffe dein Körper braucht, um schlank, jung und schön zu sein. Freue dich schon darauf, deine Nährstofftabelle auszudrucken, um einen schnellen Überblick über die wichtigsten Nährstoffarten zu bekommen.

Checkliste zum Start:

1. Führe ein Abnehm-Tagebuch
Beginne am besten schon eine Woche, bevor du mit dem Abnehmen startest damit, ein Abnehm-Tagebuch zu führen. Hier solltest du alles festhalten, was für deine Figur relevant ist. Wann isst du?

Was isst du? Wie fühlst du dich, wenn du isst? Warum isst du? Wann und wie bewegst du dich? Treibst du Sport?

Ist dir das zu aufwändig? Dann kannst du das Tagebuch auch gerne digital führen und dein Essen einfach abfotografieren und in dein digitales Tagebuch kopieren. Welche Möglichkeiten es hierzu gibt, darauf werde ich später, in einem anderen Kapitel, noch ausführlicher eingehen.

2. Definiere deinen Ist- und Sollwert

Wie ist dein Körper aktuell und was soll sich ändern? Notiere alles Wesentliche zu deinem Ist-Wert. Mache ein Foto, wie du in Unterwäsche aussiehst. Wiege dich und nimm deine Körpermaße, also Hüfte, Schenkel, Bauch, Arne etc., und halte alle Daten auf einem Blatt fest.

Mache dir anschließend ein „Bild" davon, wie du aussehen möchtest, wenn du dein Ziel erreicht hast. Notiere auch hier die Daten und zeichne vielleicht ein Bild oder mache eine Collage aus Fotos, die einen Menschen zeigen, der deine Traumfigur schon besitzt. Visualisiere dieses Bild täglich, vielleicht wenn du zu Bett gehst oder bevor du aufstehst.

3. Besprich deine Pläne mit deinem Arzt

Ja, genau. Lass dich zunächst von deinem Arzt untersuchen und besprich mit ihm/ihr, was du vorhast. So kannst du sicher sein, dass deine Gesundheit auf der Höhe ist. Nahrungsmittelunverträglichkeiten und Allergien, die einen erheblichen Einfluss auf deine Ernährungsform haben könnten, werden somit berücksichtigt.

4. Lege den optimalen Startzeitpunkt fest

Eine stressige Lebensphase ist ein denkbar ungünstiger Zeitpunkt, um mit einer Diät zu beginnen. Suche dir einen Zeitpunkt aus, zu dem dein Alltagsleben in ruhigen Bahnen läuft. So lebst du zwar keine Ausnahmesituation, kannst dich aber auf das Wesentlichste konzentrieren: dich selbst und dein Abnehm-Programm!

5. Spreche über deine Pläne

Sprich darüber, dass du vorhast, Gewicht abzubauen. Ganz gleich, ob Familie, Freunde oder Arbeitskollegen: Wissen Menschen, die dir wichtig sind, was du vorhast, wirkt das für dich motivierend. Vielleicht kannst du ja auch den ein oder anderen Verbündeten motivieren, es dir gleichzutun. Außerdem können andere dich positiv unterstützen, wenn sie wissen, dass du abnehmen willst.

Doch Vorsicht: Halte dich, zumindest für die Dauer deiner Diät, von all denjenigen Menschen fern, die dich sabotieren. Gleich, ob sie dich verführen oder dir das Abnehmen ausreden möchten: Sie schaden dir im Moment mehr, als sie dir helfen.

6. Nimm dein Abnehm-Programm richtig ernst

Vor allem wenn du dich für Sport entscheidest, ist es wichtig, dir die Zeit dafür fest zu reservieren. Trage dir alle Termine, die mit dem Abnehmen zu tun haben, fest in deinen Kalender ein und lasse dich gegebenenfalls auch erinnern.

7. Decke dich mit vielen Abnehm-Rezepten ein

Blättere bis zur letzten Seite vor. Dort findest du einen Link zu weiteren gesunden Rezepten für den Thermomix.

2: Diese Nährstoffe braucht dein Körper

Dein Thermomix bewahrt sie – Grundlagen zum Abnehmen mit dem Thermomix

Dein Körper ist ein wahres Wunderwerk. Täglich liefert er Höchstleistung ab. Denkarbeit, Bewegung, Verdauung, Stoffwechsel, Immunabwehr, die Regulation der Körpertemperatur, Auf-, Ab- und Umbau von Körperzellen und viele andere Prozesse laufen parallel und vor allem störungsfrei. Damit er diese Aufgaben alle zuverlässig erledigen kann, braucht er viele gute Nährstoffe. Diese dienen ihm als Energielieferanten und Baustoffe.

Natürlich kann man so komplexe Organismen wie Pflanzen und Tiere, auf die sich unsere Nahrung ja im Wesentlichen zurückführen lässt, nicht auf ein paar Nährstoffe reduzieren. So lassen sich zum Beispiel die Vitamine, die wir aus feldfrischem Gemüse oder Obst zu uns nehmen, nicht mit der Einnahme einer Vitamintablette vergleichen. Denn ein frisches, quasi noch lebendiges Stück Obst, bringt unvergleichlich mehr für unsere Gesundheit als ein Laborprodukt.

Die Haupt-Nährstoffe unserer Lebensmittel lassen sich in drei große Gruppen einteilen: Kohlenhydrate, Eiweiße (Proteine) und Fette. Auch wenn du sicherlich hin und wieder einen anderen Eindruck gewinnen könntest: **Alle drei Nährstoffgruppen sind lebensnotwendig für uns.**

Schnelle Energie bezieht unser Körper zum Beispiel aus Kohlenhydraten. Vor allem so genannte Einfachzucker, können wir über die Mundschleimhaut in Sekundenschnelle in die Blutbahn übernehmen – ein Umstand, der Diabetikern das Leben retten kann. Zucker, genauer gesagt Glykogen, kann unser Körper auch als Notreserve in den Muskeln und der Leber einspeichern, um im Ernstfall für eine schnelle Flucht oder auch einen Kampf gerüstet zu sein.

Lebensmittel wie süße Früchte und Weißmehlprodukte beinhalten dabei besonders viele der schnell ins Blut gehenden Kohlenhydrate. Lebensmittel dieser Art sollten deshalb nicht zu oft auf dem Speiseplan stehen, da sie den Blutzuckerspiegel schnell ansteigen und wieder abfallen lassen. Mögliche Folge sind Heißhungerattacken.

Auch Fette speichern wir für die Not in Körperzellen ein, auch wenn uns das oft gar nicht so recht ist. Sie sind jedoch eher für die andauernde Energiereserve geeignet, da Fette erst einige Stoffwechselvorgänge durchlaufen müssen, bis ihre Energie für die Zellen verwertbar wird.

Doch Fette sind auch sonst sehr wichtig für unseren Körper. Sie setzen sich nämlich aus lebensnotwendigen Fettsäuren zusammen. Diese wiederum benötigen wir zum Beispiel, um Hormone und die Wände unserer Körperzellen herstellen zu können. Zudem wirkt Fett auch wie ein Taxi für die Vitamine A, D, E und K, sodass diese im Körper dorthin gelangen können, wo sie benötigt werden.

Darüber hinaus hat Fett, als Zellverband, auch die Aufgabe, unsere empfindlichen inneren Organe vor Verletzungen zu schützen. Wie eine Schutzschicht legt sich Fett etwa um Leber, Niere, Darm und Co. Gerade bei den Fetten ist es ganz wichtig, die richtigen und vor allem die richtige Menge zu wählen, denn was zu viel ist, ist schnell zu viel.

Auch Eiweiße sind für unsere Gesundheit sehr wichtig. Sie setzen sich aus Aminosäuren zusammen, welche unser Körper direkt als Zellbausteine, aber auch als Transporteiweiße,

Antikörper und vieles mehr verwenden kann. Wir müssen aber nicht immer dafür sorgen, uns alle Aminosäuren ständig zuzuführen, denn durch verschiedene Stoffwechselprozesse können wir viele von ihnen selbst bei Bedarf bereitstellen. Einige wenige Aminosäuren bilden da aber eine Ausnahme, weswegen man sie auch als lebensnotwendige oder essentielle Aminosäuren bezeichnet: Histidin, Isoleucin, Leucin, Lysin, Methionin, Phenylalanin, Threonin, Tryptophan und Valin.

Fehlt unserem Körper eine oder auch mehrere dieser Aminosäuren und damit auch der Stoff, der aus ihm gebildet wird, also zum Beispiel ein Hormon, dann sind wichtige Funktionen nicht mehr gewährleistet und wir werden krank.

Alle diese Nährstoffe haben also wichtige Aufgaben in unserem Körper. Zum Teil helfen sie dabei, die Körperfunktionen anzutreiben und zu ermöglichen und dienen praktisch als Kraftstoff. Zum Teil werden sie aber auch direkt und indirekt in unseren Körper eingebaut. Das alte Sprichwort **„Du bist, was du isst"** trifft also ganz genau zu.

Jeder einzelne von uns hat also ein ganz berechtigtes Interesse, für sich und seine Lieben nur die allerbesten Zutaten für die Mahlzeiten im Thermomix zu verwenden. Das gilt auch und vielleicht ganz besonders dann, wenn wir Gewicht verlieren möchten. Denn auch dann geht es nicht darum, dem Körper lebensnotwendige Stoffe vorzuenthalten, sondern im Gegenteil dafür zu sorgen, dass er alle Nährstoffe in ausreichender Menge zur Verfügung hat.

Da ist es sehr beruhigend zu wissen, dass dein Thermomix, mit seinen Nährstoffschonenden Garmethoden dabei hilft, diese Nährstoffe zu bewahren. Damit du nicht durch lästiges Raspeln, Schnippeln und so weiter die Lust an gesundem Essen verlierst, übernimmt der smarte Helfer dir auch hier einen Großteil der Arbeit.

Wenn du deinen Tag mit der richtigen Portion Schwung und Energie starten möchtest, dann mache dir zum Frühstück doch einmal einen köstlichen und vitaminreichen Smoothie. Mit gefrorenen und portionierten Früchten geht dies wirklich im sprichwörtlichen Handumdrehen:

Einfacher Fruchtsmoothie

Ein wenig Wasser (100 ml) in den Mixtopf deines Thermomix geben. Fülle dann den Mixtopf bis 1,5 Liter mit den Früchten deiner Wahl. Wenn du möchtest, kannst du auch noch Zimtpulver, ein Stück frischen Ingwer, Kurkuma oder auch frisches Blattgemüse wie Salat, Spinat etc. dazu geben. Stelle den Mixtopf in den Thermomix, setze Deckel und Messbecher darauf und mixe auf Stufe 8 für 30 Sekunden. Nun kannst du die Konsistenz deines Smoothies prüfen. Vor allem wenn du keine Fruchtstücke darin haben möchtest, oder dein Obst kleine Kerne enthielt, kannst du gerne noch weitere 30 Sekunden mixen. Fertig! So hast du mit deinem Thermomix mindestens 3 Portionen Smoothie in einer Minute hergestellt. So kannst du der Empfehlung der Deutschen Gesellschaft für Ernährung nachkommen, die meint, dass du täglich 5 Portionen frisches Obst oder Gemüse zu dir nehmen solltest.

Smoothies sind übrigens auch wunderbare Snacks für zwischendurch. Sie schmecken lecker, dämpfen die Lust auf Süßes und sind prall gefüllt mit wichtigen Vitaminen, Mineralien, sekundären Pflanzen- und Ballaststoffen. Besser und natürlicher geht es nicht!

Übrigens hilfst du dir dadurch auch beim Durchhalten! Denn wenn dein Körper alles zur Verfügung hat, was er braucht, ist er nicht darauf angewiesen, sich mit Heißhunger-Attacken Nachschub einzufordern! Beste Voraussetzungen, bis zu deinem Ziel durchzuhalten, schaffst du dir also dadurch, dass du besonders hochwertige, unverarbeitete und frische Lebensmittel in die Küche holst und mit deinem Thermomix besonders schonend verarbeitest.

In dem nächsten Kapitel erfährst du, was es mit dem Kalorienzählen auf sich hat und wie dir dein Thermomix dabei hilft, unnötige Kalorien zu vermeiden.

3: Kalorien sind doof, deswegen spart dein Thermomix, wo er kann

„**K**alorien sind kleine Tierchen, die nachts die Kleider enger nähen." Das ist zwar lustig, aber stimmt natürlich nicht. Im Grunde handelt es sich bei Kalorien nur um eine physikalische Maßeinheit. Damit bezeichnet man Energiemengen, meistens Wärmeenergie, deswegen wird bei Lebensmitteln auch der so genannte Brennwert in kcal (also Kilo..., das Tausendfache!) angegeben. Dabei ist eine Kalorie die Energiemenge, die benötigt wird, um im Labor ein Gramm Wasser um 1 Grad Celsius zu erwärmen.

Stimmt, eigentlich wurde tatsächlich schon 1948 die Kalorie durch die Einheit Joule ersetzt. Aber da eine Kalorie in Joule gnadenlose 4,1868 Einheiten ist, hat sie sich im Alltag von uns Normalmenschen immer noch nicht durchsetzen können.

Doch warum dreht sich beim Abnehmen so häufig alles um die Kalorien? Dahinter steckt die Annahme, dass unser Körper, je nach Alter, Geschlecht und dem, was wir an körperlicher Arbeit verrichten, etwa 2000-3000 kcal am Tag verbraucht. Essen wir mehr, lagert er den Überschuss in Körperfett ein – für Notzeiten.

Solche Notzeiten sind dann gegeben, wenn wir ihm deutlich weniger als diese 2000 kcal zuführen, dabei aber weiterhin unseren gewohnten Aktivitäten nachgehen. Doch denke jetzt nicht, dass du dann einfach nur so wenig wie möglich essen müsstest, damit du schnell abnehmen kannst. Denn so einfach ist die Sache nicht.

Denn dein Körper ist schlau: Wenn es ganz dicke kommt und er davon ausgeht, dass eine Lange Notzeit bevorstehen könnte, kann er ein Notprogramm starten. Dann setzt er zuerst seinen Energiebedarf herab, indem er den Stoffwechsel bremst. Erst wenn dies auf Dauer nicht hilft, beginnt er damit, die eigenen Reserven, also die Speckröllchen abzubauen. Doch das Schlimmste am Zu-wenig-Essen ist, dass dein Körper sich quasi sagt; „Oh je, das habe ich ja gerade noch einmal hinbiegen können. Doch was, wenn so eine Notzeit jetzt öfter kommt? Am besten sorge ich da vor und lagere zur Sicherheit ein paar Kilos an zusätzlichen Nahrungsreserven ein."

Kommt dir bekannt vor? Ja, genau, das ist der gefürchtete „Jojo-Effekt"!

Es ist also wichtig, dass du weder zu viel noch zu wenig isst, wenn du eine gute Figur machen möchtest. Als Richtwert kann man sagen, dass du 20% weniger essen solltest, als du an dem entsprechenden Tag verbrauchst. Bewegst du dich viel, wird der Verbrauch höher sein, bewegst du dich wenig, wird er entsprechend niedriger sein.

Kalorienverbrauch: Grundumsatz plus Leistungsumsatz

Lass uns einmal anschauen, wie du deinen Kalorienverbrauch errechnen kannst:Zuerst gibt es einen so genannten **Grundumsatz**. Das wäre also die Kalorienzahl, die dein Körper pro Tag alleine benötigt, um am Leben zu bleiben, ganz ohne dass du irgendeine Tätigkeit verrichtest. Diesen errechnet man nach der folgenden Formelpraxis (Achtung: immer zuerst malnehmen und danach addieren):

Grundumsatz pro Tag = 10 * Gewicht (kg) + 6,25 * Größe (cm) - 5 * Alter (Jahre) + s

Dabei benötigst du die Variable s, um den Unterschied zwischen einem männlichen und weiblichen Körper zu berücksichtigen. Setze also die Zahl 5 ein, wenn du ein Mann bist, und die Zahl -61, wenn du eine Frau bist. Sieht verwirrend aus, deshalb lass uns einfach einmal ein Beispiel betrachten:

Lisa ist 58 Jahre alt und wiegt 82 kg bei einer Größe von 1,63 m. Dann ergibt sich ihr Grundumsatz wie folgt:

Grundumsatz von Lisa pro Tag = 10 * 82 (ihr aktuelles Gewicht in kg) + 6,25 * 163 (cm, also ihre Größe in cm) - 5 * 58 (sie ist 58 Jahre alt) -61 (diesen Wert für s verwenden, da sie eine Frau ist)
Daraus folgt:

Grundumsatz von Lisa pro Tag ist = 820 + 1018,75 - 290 - 61 = 1487,75 kcal

Um ihren **Leistungsumsatz** (also den Wert, den sie tatsächlich im Alltag verbrennt) zu ermitteln, kann sie diesen Wert dann noch um den so genannten PAL-Faktor erweitern. Dazu multipliziert sie ihr Ergebnis mit 1,5, wenn sie einen sitzenden Beruf hat. Gemischte Jobs, bei denen man sich immer mal wieder setzen kann, erreichen den Wert 1,7. Als Kellnerin kann sie dann schon 1,9 veranschlagen und ein Leistungssportler oder ein Mensch, der Schwerarbeit leistet, kann den höchsten Faktor, nämlich 2,4 verwenden.

Lass uns also annehmen, dass Lisa in einer professionellen Küche arbeitet. Sie kann deswegen ihren Grundumsatz mal 1,9 nehmen und kommt auf 2827 kcal.

Fährt sie am Abend noch 1 Stunde Fahrrad, kommen noch einmal 768 kcal dazu und ihr Gesamtumsatz steigt auf 3595 kcal. Möchte Lisa nun Gewicht abbauen, sollte ihre tägliche Kalorienmenge 20% unter ihrem errechneten Leistungsumsatz liegen. Somit kommt sie auf einen Wert von 2876 kcal, mit dem sie gesund und erfolgreich abnehmen kann.

Dein Thermomix gibt dir die Möglichkeit, nicht nur ganz exakt und bequem die Menge der Zutaten abzuwiegen, die du auch wirklich pro Portion verwenden möchtest, er gart auch noch so, dass du auf unnötige Fettzugaben wunderbar verzichten kannst. So sparst du Kalorien und kannst dir sicher sein, dass die wertvollen Nährstoffe deines Essens so gut wie möglich erhalten bleiben. Kein Verkochen, keine unnötigen Kalorien.

Hier zum Vergleich die Kalorienaufstellung eines klassischen Fischgerichtes aus der Pfanne und bei der Zubereitung: im Thermomix:

Für das klassische Freitag-Mittag-Gericht Backfisch mit Kartoffelsalat sieht die Bilanz so aus: Nimmst du für den Backfisch einen Bierteig aus 240g Mehl und 75g Hartweizengrieß, einer Flasche hellem Bier und Öl zum Ausbacken, dazu einen selbst gemachten Kartoffelsalat mit einer Schmandsauce, dann kommt jede Person auf etwa 1000kcal – ohne Nachschlag!

Bereitest du stattdessen das folgende leckere Gericht mit frischem oder gefrorenem Lachs zu, dann schlemmst du und nimmst dabei nur etwa 470 kcal zu dir! Das nenne ich einen Unterschied, oder was meinst du?

LACHS MIT KARTOFFEL-BROKKOLI-GEMÜSE UND DILLSOSSE

Zutaten:

- 300g Lachs
- 1 Brokkoli
- 400g Kartoffeln
- 250ml Gemüsebrühe
- Saft von 1 Zitrone
- 50ml saure Sahne, 10%
- 1 TL Dill
- 2 TL Paprika Pulver
- Salz und Pfeffer zum Abschmecken

Zubereitung:

1. Den Brokkoli in Röschen zerteilen und diese in den Varoma geben.
2. Die Gemüsebrühe in den Thermomix geben und den Gareinsatz einhängen.
3. Die Kartoffeln schälen, vierteln und in den Gareinsatz geben.
4. Den Varoma aufsetzen und das Gemüse 12 Minuten lang auf Stufe 1 im Varoma garen.
5. Nun den Zitronensaft mit den Gewürzen vermengen und die Lachsfilets damit marinieren und diese auf den Einlegeboden des Varomas legen.
6. Alles zusammen 15 Minuten lang im Varoma auf Stufe 1 garen und den Varoma zur Seite stellen.
7. Nun den Gareinsatz entnehmen, den Thermomix leeren und die Garflüssigkeit dabei auffangen.
8. Garflüssigkeit zusammen mit den gegarten Kartoffeln und der Sahne zurück in den Thermomix geben und alles 30 Sekunden lang auf der Stufe 6 pürieren und noch einmal entsprechend der Gewürze abschmecken.
9. Den Kartoffelbrei mit dem Fisch und dem Brokkoli servieren.

Eckdaten

Portionen: 2, Punkte: 6

Wenn du dich mit dem Rechnen schwertust, wirst du dich besonders über das nächste Kapitel von mir freuen. Da erfährst du nämlich noch von anderen Möglichkeiten, Gewicht zu verlieren...

P.S.: In meinem 14. Kapitel erhältst du auch eine Liste, aus der du ersehen kannst, welche Sportarten besonders viele Kalorien verbrennen! Freue dich drauf!

Hier im Anhang zu diesem Kapitel habe ich eine Kalorienliste verschiedener Lebensmittel erstellen. So hast du einen Überblick, welche Lebensmittel in etwa welchen Kaloriengehalt haben. Damit kannst du besser beurteilen, welche Lebensmittel eher „Figur-freundlich" sind.

Checkliste zum Vergleich verschiedener Lebensmittel

Obst	pro 100 g	Gemüse	pro 100 g
Apfel	52 kcal	Aubergine	24 kcal
Ananas	55 kcal	Avocado	160 kcal
Aprikose	43 kcal	Blumenkohl	25 kcal
Birne	55 kcal	Brokkoli	35 kcal
Banane	88 kcal	Bohnen	25 kcal
Beeren	45 kcal	Champignons	22 kcal
Honigmelone	54 kcal	Erbsen	82 kcal
Kiwi	51 kcal	Blattsalat	14 kcal
Kirschen	50 kcal	Gurke	15 kcal
Mango	62 kcal	Blattkohl	49 kcal
Maracuja	97 kcal	Karotte	36 kcal
Pflaume	47 kcal	Kartoffel	86 kcal
Pfirsich	41 kcal		
Wassermelone	30 kcal		
Weintraube	70 kcal		
Zitrusfrüchte	35-50 kcal		

Fleisch und Wurstwaren	pro 100 g	Fisch	pro 100 g
Bratwurst	375 kcal	Forelle	50 kcal
Ente	375 kcal	Forelle	50 kcal
Wild	375 kcal	Hecht	50 kcal
Hühnerbrust	75 kcal	Hering	146 kcal
Lamm	178 kcal	Lachs	137 kcal
Salami	507 kcal	Seelachsfilet	83 kcal
Schinken	335 kcal	Thunfisch	144 kcal
Speck	645 kcal		
Rinderfilet	115 kcal		
Schweinefilet	171 kcal		
Schweinefleisch, fett	311 kcal		
Wiener Würstchen	375 kcal		

Milchprodukte & Ei	pro 100 g	Nudeln	pro 100 g
Buttermilch	38 kcal	Pasta weiß, gekocht	142 kcal
Cheddar	403 kcal	Glasnudeln	124 kcal
Emmentaler	382 kcal	Vollkornnudeln, gekocht	152 kcal
Edamer	251 kcal	**Backwaren**	**pro 100 g**
Ei	155 kcal	Brezel	217 kcal
Milch	47 kcal	Ciabatta	333 kcal
Magerquark	67 kcal	Croissant	393 kcal
Naturjoghurt	62 kcal	Pumpernickel	181 kcal
Schlagsahne	204 kcal	Vollkorntoast	244 kcal
Sauerrahm	162 kcal	Zimtschnecke	384 kcal
Saure Sahne	115 kcal		
Schmand	240 kcal		

Fast Food	pro 100 g
Currywurst	288 kcal
Döner	215 kcal
Pizza Salami	245 kcal
Pommes	291 kcal
Hamburger	291 kcal
Nutella	547 kcal

4: Gibt es noch mehr Ess-Varianten, um Gewicht zu verlieren?

Das Kalorienzählen und Rumrechnen ist wahrlich nicht für jeden etwas. Das haben unter anderem auch die Weight Watchers erkannt und deshalb die Lebensmittel in ein Punktesystem gepackt. Bei diesem werden verschiedene Nährwerte der Zutaten berücksichtigt, nicht nur die Kalorien. Bei den, seinerzeit ganz revolutionär gewesenen, Gruppentreffen ermittelt zunächst jeder Abnehm-Willige, wie viele Punkte er täglich beziehungsweise wöchentlich zu sich nehmen darf.

Dazu gibt es Tabellen und auch passende Apps, in denen die Punkte aller Lebensmittel im Handel zu ermitteln sind. Auch für den Thermomix wurden inzwischen sehr viele Rezepte entwickelt, bei denen du genau erfährst, wie viele SmartPoints, wie die Weight Watchers ihre Punkte nennen, enthalten sind. Durch die durchdachte und ganz einfache Anwendung des Thermomix fällt es dir besonders leicht, die Rezepte 1:1 nach zu kochen – praktisch mit Erfolgsgarantie. Auch wenn du kein Kochmeister bist, kannst du so vom ersten Tag an leckere, gesunde und vor allem schlank machende Gerichte zaubern.

Die Weight-Watchers-Ernährung zählt man, genauso wie zum Beispiel die bekannte „Brigitte-Diät" und das Kalorienzählen zu den Mischkost-Diäten. In diesen ist jede Lebensmittelgruppe erlaubt, allerdings soll durch kaloriensparende Garmethoden und kleine Portionen eine dauerhafte Verhaltensänderung beim Anwender erzielt werden.

Da kommt dein Thermomix als smarter Helfer besonders gut zum Einsatz. Denn mit ihm kannst du nicht nur alle Zutaten direkt in Mixtopf und Co. grammgenau abwiegen, sondern Dank der Tara-Funktion nach jeder Zutat die eingebaute Waage wieder auf null stellen. Einfacher geht es nicht. Keine unnötigen Gefäße, kein mühseliges Rechnen – einfach nach und nach alle Zutaten in den entsprechenden Behälter deines Thermomix füllen, kaloriensparendes und Nährstoff schonendes Garprogramm auswählen, und schon geht es los!

Bei anderen Formen von Reduktionsdiäten sind die Kalorien unwichtig. So gibt es zum Beispiel „Eiweißreiche Diäten" wie die „Scarsdale-Diät", die „Hollywood-Diät", die „Mayo-Diät" und die „Max-Planck-Diät". Es gibt aber auch Kohlenhydrat-reiche Diäten wie die Reisdiät, die Kartoffel- oder die Pritikin-Diät. Sogar fettreiche Diäten können Erfolg haben, großen sogar, wie die Atkins-Diät, die in den 1970er Jahren ihren Siegeszug antrat, eindrucksvoll beweist.

Monodiäten, bei denen in erste Linie ein Nahrungsmittel gegessen wird, sind auch bekannt. Sie werden besonders als so genannte Crash-Diäten, bei denen in kürzester Zeit viel Gewicht verloren werden soll, durchgeführt. Die bekanntesten Vertreter sind sicherlich die Ananas- und die Eierdiät.

Auch Trenndiäten, bei denen du innerhalb einer Mahlzeit entweder Eiweiße oder Kohlenhydrate zu dir nehmen kannst, sind durchaus erfolgversprechende Methoden. Hier werden die Lebensmittel danach eingeteilt, welche Nährstoffgruppe bei ihr besonders stark vertreten ist. Während Eiweiß-betonte und Kohlenhydrat-betonte Lebensmittel nicht gleichzeitig gegessen werden sollen, können sie doch mit „neutralen", fettbetonten Dingen kombiniert werden. Auch hier sorgen Tabellen für Durchblick. Die Idee der Trennkost ist erstaunlicherweise schon mehr als hundert Jahre alt und sie stammt aus den USA.

Zu Beginn ist es sicherlich erst einmal ein bisschen schwierig, zu erkennen, bei welchen Lebensmitteln es sich um Eiweiß-reiche, Kohlenhydrat reiche oder „neutrale" handelt, denn manchmal erscheint dies nicht logisch, doch auch hier geben Tabellen mehr Verständnis. Was die Trennkost zu einer Herausforderung machen kann, ist die Tatsache, dass all das, was wir als Sättigungsbeilage kennen, normalerweise nicht mit Fisch, Fleisch oder Eiern kombiniert werden sollte. Das bedeutet, dass unsere traditionell kombinierten Gerichte tabu sind. Das kann die Umstellung zunächst erschweren.

Dafür sorgt die Tatsache, dass Essen für uns viel mehr ist als nur die Befriedigung des Hungergefühls. Hinter Essen steckt sogar noch sehr viel mehr. Genuss zum Beispiel, aber auch Erwartungshaltungen, schließlich will doch fast jeder, dass es schmeckt „wie bei Muttern". Aber oft genug sind es auch Emotionen, die wir mit Essen wecken und oft genug auch ausschalten möchten.

Diese Erkenntnisse nutzen therapeutische Verfahren als Ansatz. Mit Hypnose, Entspannungsverfahren und Verhaltenstherapien wird versucht, diese unglückselige Verknüpfung von Stress, Frust, Ängsten und anderen Emotionen mit dem Essverhalten zu lösen. So kann Essen wieder zu dem werden, was es eigentlich ist: die Versorgung des Körpers mit Energie und Stoffen, die ihm dabei helfen, seine Gesundheit zu erhalten. Dadurch essen die Betroffenen weniger und greifen immer öfter zu Lebensmitteln, die ihre Gesundheit verbessern.

Egal, für welche Diätform du dich entschiedest: Der Thermomix ist immer eine gute Wahl. Vor allem dadurch, dass die große Fangemeinde so fleißig immer neue leckere Rezepte entwickelt, schmeckt jede Kostform, die deine Pfunde purzeln lassen kann. Damit du dich nicht quälen musst, wählst du genau die Diätform, die zu deinem Leben passt.

Trennkost: Seit einigen Jahren ist diese Ernährungsform in aller Munde. Doch was kann sie, wenn es ums Abnehmen geht? Verspricht sie Abnehmen, ohne zu Hungern? Erfahre es in meinem nächsten Kapitel.

5: Trennkost und Co. – funktioniert das im Thermomix?

Klaus sagt in seiner Stammtischrunde: „Zuhause gibt es seit dem letzten Krach Trennkost!" „Wie? Trennkost?" „Ja, meine Frau isst in der Küche und ich in der Garage!" So kann man zwar auch getrennt essen, aber die Trennkost hat eigentlich ein ganz anderes Prinzip.

Bei der Trennkost vermeidet man es, in einer Mahlzeit die beiden wichtigen Nährstoffgruppen Kohlenhydrate und Eiweiße zu mischen. Stattdessen sollten immer einige Stunden vergehen, bevor man zur anderen Nährstoffgruppe wechselt. Es gibt allerdings auch eine neutrale Gruppe von Lebensmitteln, die sowohl mit den Eiweißen kombiniert werden kann als auch mit den Kohlenhydraten.

Ein weiteres Prinzip der Trennkost ist, dass Kohlenhydrate eher am frühen Tag gegessen werden, je später am Tag, desto eiweißhaltiger die Mahlzeiten. Das bedeutet, dass du dich bei der Trennkost durchaus auch satt essen kannst und du brauchst auch eigentlich auf nichts zu verzichten. Dass du versuchen solltest, auch bei der Trennkost möglichst qualitativ hochwertige, gesunde, frische und unverarbeitete Lebensmittel zu verwenden, versteht sich jedoch auch bei dieser Kostform von selbst. Denn auch hier gilt: Du bist, was du isst.

Der Gedanke hinter der Trennkost, die übrigens vom US-amerikanischen Arzt William Howard Hay erfunden wurde, ist, dass unser Körper gar nicht dazu in der Lage sei, gleichzeitig Eiweiße und Kohlenhydrate optimal verdauen zu können. Hay nahm an, dass dadurch die Nahrung zu lange im Verdauungstrakt verweilen würde und es dort dann zu einer vermehrten Fermentation und Säurebildung kommt.

Auch wenn diese Annahme inzwischen als überholt gilt, beweisen Millionen Anhänger dieser Ernährungsform: Sie hilft wunderbar beim Abnehmen, und das nun schon seit etwa einhundert Jahren. Die Trennkost kann sogar als dauerhafte gesunde Ernährungsform dienen, denn prinzipiell sind ja alle Lebensmittel erlaubt, so dass dein Körper auch alle wichtigen Nährstoffe erhält.

Doch was heißt das für dich in der Praxis? Dass zum Beispiel der gegrillte oder gedünstete Fisch mit Salat sehr gut geht, allerdings keine Salzkartoffeln oder Pommes dazu gereicht werden sollten. Spannender wird es beim Klassiker Käsebrot: Während Gouda lieber ohne Brot, dafür aber mit leckeren Rohkoststangen gereicht werden kann, darfst du fettreichen Camembert sehr wohl auf ein Brot packen. Das liegt daran, dass fettreiche Käsesorten, also solche, die mehr als 50 % Fett enthalten, zu den neutralen Lebensmitteln gezählt werden.

Genauso verhält es sich mit rohen und gegarten Fleischprodukten. Speck, Salami und andere Rohwurst-Arten zählen zu den neutralen Lebensmitteln. Gegarte Fleisch- und Wurstsorten jedoch zu den Eiweißen.

Doch keine Angst: In solche Details arbeitet man sich eigentlich ganz schnell ein. Damit auch dir das gelingt, bekommst du in diesem Kapitel eine übersichtliche Trennkost-Checkliste, die du dir an deinen Kühlschrank pinnen kannst. So hast du alles Wichtige immer im Blick.

Die Kehrseite der Medaille bei der Trennkost ist, dass nicht immer jedes Familienmitglied so ganz glücklich damit ist, auf die geliebten Spaghetti zur Bolognese oder andere Sattmacher zu verzichten.

Doch hier kommt dein Thermomix ins Spiel! Denn er verhindert, dass du mehrere verschiedene Essen kochen musst. Lass uns dazu einmal ein Beispiel anschauen: Heute gibt es leckeren Fisch mit knackig frischem Gemüse und einer leckeren Soße. Diese Zutaten bereitest du einfach nach Rezept in deinem Thermomix zu. Der Clou dabei: Reis oder Kartoffeln, die deine Lieben als Beilage dazu schätzen, gibst du einfach in den Gareinsatz oder den Varoma, und fertig. Sie garen gleichzeitig mit und du nimmst dir deinen Fisch, das Gemüse und die Soße und die anderen können zusätzlich noch Reis oder Kartoffeln genießen.

KARPFEN MIT KARTOFFELN UND KOHLRABI

Zutaten:

- 700g Karpfen
- 100g Kohlrabi
- 300g Kartoffeln
- 300ml Gemüsebrühe
- 100ml Kräuterfrischkäse, fettarm
- Saft von 1 Zitrone

- 2 EL Kräuteressig
- 4 EL TK-Kräuter
- 2 TL Curry Pulver
- 2 TL Paprika Pulver
- 1 TL Thymian
- Salz und Pfeffer zum Abschmecken

Zubereitung:

1. Zunächst die Fische säubern, den Kopf entfernen und die Fische vierteln.
2. Die Fische mit etwas Salz und Pfeffer und dem Kräuteressig würzen.
3. Anschließend die Kartoffeln schälen und in mundgerechte Stücke schneiden.
4. Nun die Gemüsebrühe in den Thermomix geben, das Garkörbchen einsetzen und die Kartoffeln einfüllen.
5. Den Kohlrabi schälen, würfeln und in den Varoma geben. Den Varoma anschließend aufsetzen.
6. Nun den Karpfen in Alufolie einpacken und diese auf den Einlegeboden des Varomas verteilen und diesen einsetzen.
7. Den Varoma schließen und alles 40 Minuten lang auf der Stufe 1 garen.
8. 250 ml von der Garflüssigkeit auffangen und diese 2 Minuten lang auf der Stufe 1 und bei 100 °C zusammen mit dem Kräuterfrischkäse und den Gewürzen in den Thermomix geben.
9. Den fertigen Fisch mit dem Gemüse und der Soße servieren.

Eckdaten

Portionen: 2, Punkte: 4, Zubereitung: 55 Minuten

Am Morgen kannst du dir entweder leckere Shakes und Smoothies machen oder am Wochenende auch einmal Trennkost-taugliche Brötchen oder Brot. So versorgst du dich mit gesunden Vitaminen und Mineralien und die darin enthaltenen Kohlenhydrate sorgen für einen vitalen Start in den Tag.

Fürs Büro gehen Salate oder leckere Suppen und Eintöpfe immer. Zubereitet im Thermomix, machen sie fast keine Arbeit. Zum Abend kannst du feine Gemüse oder auch einfach einen Salat zu deiner Eiweißquelle essen. Da darf es dann gerne Fleisch, Fisch oder eine Eierspeise sein. So lässt es sich doch leben, oder?

Am Ende dieses Kapitels möchte ich dir noch eine Checkliste für die Trennkost an die Hand geben. Mit einem Blick siehst du so, welche Lebensmittel in welche Nährstoffgruppe gehören. So fällt es dir leichter, deine Mahlzeiten zu planen.

Eine andere, sehr populäre Trennkost stellt auch die Low Carb Ernährung dar. Was es mit dieser auf sich hat, erfährst du in meinem nächsten Kapitel. Du siehst: **Am Ball bleiben lohnt sich!**

TRENNKOST TABELLE

Eiweiß-Gruppe

<u>Wichtig</u>: Darf mit der neutralen Gruppe kombiniert werden

<u>Gemüse</u>: Tomaten (gekocht)

<u>Früchte</u>: Ananas, Apfel (sauer), Aprikose, Birne, Brombeeren, Clementinen, Erdbeeren, Granatapfel, Grapefruit, Guave, Hagebutte, Himbeeren, Holunderbeeren, Johannisbeeren, Kirsche, Kiwi, Kumquat, Limette, Lychee, Mandarine, Mango, Melone, Mirabelle, Nektarine, Orange, Papaya, Passionsfrucht, Pfirsich, Pflaume, Preiselbeeren, Quitte, Sanddorn, Schlehe, Stachelbeeren, Zitrone, Zwetschge

<u>Milch und Milchprodukte</u>: Käse (unter 50% Fett i. Tr.), teilentrahmte Milch

<u>Fisch und Meeresfrüchte</u>: Austern, Garnelen, Hummer, Krebsfleisch, Krabben, Langusten, Muscheln, Scampi, Tintenfisch, Fischfilets, gegarte und gebratene Fische (z.B. Brasse, Forelle, Heilbutt, Hering, Kabeljau, Karpfen, Lachs, Rotbarsch, Seelachs, Seezunge, Scholle, Thunfisch, Zander)

<u>Fleisch und Wurst</u>: Gebratenes oder gekochtes Fleisch wie Braten, Gulasch, Hack, Roulade Schnitzel, Steak (Geflügel, Kalb, Lamm, Rind, Schwein, Wild), gekochte Wurstwaren (z. B. Geflügelwurst, Kochschinken)

<u>Sonstige Lebensmittel</u>: Balsamicoessig, Eier (gekocht, Rührei, Omelette, Spiegelei), Eiweiß, Essig, Sojaprodukte (z.B. Sojajoghurt, Sojamehl, Sojamilch, Sojaschnetzel, Sojawurst, Tofu)

<u>Getränke</u>: Fruchtsäfte (außer Bananensaft), Früchtetee, Rotwein (trocken), Sekt, Weißwein

Neutrale Gruppe

<u>Wichtig</u>: Darf mit der Eiweiß- oder der Kohlenhydrate-Gruppe kombiniert werden

<u>Gemüse</u>: Artischocke, Aubergine, Avocado, Blattsalat, Blumenkohl, Grüne Bohne, Brokkoli, Chicoree, Chinakohl, Chili, Erbse, Fenchel, Frühlingszwiebel, Gurke, Keimlinge, Knoblauch, Kohlrabi, Kürbis, Lauch, Mangold, Möhre, Paprika, Rettich, Rosenkohl, Rote Bete, Rotkohl, Sauerkraut, Schalotte, Sellerie, Spargel, Spinat, Tomate (roh), Weißkohl, Wirsing, Zucchini, Zwiebel

<u>Früchte</u>: Avocado, Heidelbeeren, Olive, Rosine

<u>Milch und Milchprodukte</u>: Brie, Butter, Buttermilch, Camembert, Crème double, Crème fraiche, Dickmilch, Feta, Frischkäse, Hüttenkäse, Joghurt, Käse (über 50% Fett i. Tr.), Kefir, Mascarpone, Mozzarella, Parmesan, Ricotta, Rohmilchkäse, Quark, saure Sahne, Schafskäse, Schlagsahne (ungesüßt), Schmand, Vollmilch, Ziegenkäse, Ziegenmilch

<u>Fisch und Meeresfrüchte</u>: Roher und geräucherter Fisch (gerächerter Aal, Bismarckhering. geräucherte Forelle, Matjes, Räucherlachs, Sardellen, Schillerlocken)

<u>Fleisch und Wurst</u>: Roh oder luftgetrocknet wie Bündnerfleisch, Carpaccio, Cervelatwurst, Landjäger, Salami, Schinken (luftgetrocknet oder geräuchert), Speck (durchwachsen), Tatar, Teewurst

<u>Nüsse</u>: Cashewkerne, Haselnüsse, Kokosnuss, Kürbiskerne, Mandeln, Mohn, Paranüsse, Pekannüsse, Pinienkerne, Sesam, Sonnenblumenkerne, Walnüsse

<u>Pilze</u>: z.B. Austernpilze, Champignons, Morchel, Shitake, Pfifferling, Steinpilz, Trüffel

<u>Keimlinge und Sprossen</u>: Alfalfa, Kressesprossen, Linsensprossen, Mungobohnensprossen, Radieschensprossen, Rettichsprossen, Sesamsamen, Sojasprossen, Weizenkeime

<u>Tierische und pflanzliche Fette</u>: Butter, Margarine, Mayonnaise Pflanzenöle, Schmalz

<u>Sonstiges</u>: Eigelb, Gelatine, Gemüsebrühe, Gewürze, Hefe, Kräuter (frisch und getrocknet), Obstessig, Meerrettich, Pfeffer, Senf

<u>Getränke</u>: Kaffee (ungesüßt), Mineralwasser, Tee (grüner Tee, Kräutertee, schwarzer Tee)

Kohlenhydrate-Gruppe

<u>Wichtig</u>: Darf mit der neutralen Gruppe kombiniert werden!

<u>Gemüse</u>: Grünkohl, Kartoffeln, Schwarzwurzeln, Süßkartoffeln

<u>Früchte</u>: Apfel (süß), Banane, Dattel, Feige, Trockenfrüchte (außer Rosinen)

<u>Getreide und Getreideprodukte</u>: Brot, Brötchen, Couscous, Getreide (Buchweizen, Dinkel, Gerste, Hafer, Hirse, Roggen, Weizen), Gebäck, Glasnudeln, Grieß, Haferflocken, Kuchen, Mais, Nudeln (ohne Ei), Reis, Vollkornbrot, Wildreis

<u>Sonstige</u> Lebensmittel: Ahornsirup, getrocknete Pilze, getrocknete Tomaten, Honig, Zucker

<u>Getränke</u>: Apfeldicksaft, Bananensaft, Bier, Birnendicksaft, Malzbier, Rotwein

6: Low Carb - Nur eine Modewelle?

Fast schon könnte man meinen, dass Kohlenhydrate die Figurfeinde Nr.1 wären. Doch wie kann es dann sein, dass unser Körper scheinbar gerade diese schnellen Energielieferanten vehement einfordert und damit immer wieder Heißhungerattacken auslöst? Wahrscheinlich, weil das mit den Kohlenhydraten gar nicht so einfach ist.

Sicher, die falschen und zu viele Kohlenhydrate auch noch zur falschen Zeit können der Figur mächtig schaden. **Doch die richtigen Zucker zur richtigen Zeit können für den Körper auch ein Segen sein.**

Die meisten Menschen sind davon überzeugt, dass Kohlenhydrate folgende Mechanismen auslösen. Man könnte vom „Teufelskreis der Kohlenhydrate" sprechen:

- Du isst Kohlenhydrate
- Dein Blutzucker steigt
- Es gelangt vermehrt Insulin in dein Blut
- Dein Körper lagert mehr Fett ein
- Dein Blutzucker sinkt rapide ab
- Du spürst Stimmungsschwankungen und dein Energielevel sinkt
- Du hast Verlangen nach den Seelentröstern („Kohlenhydrate")

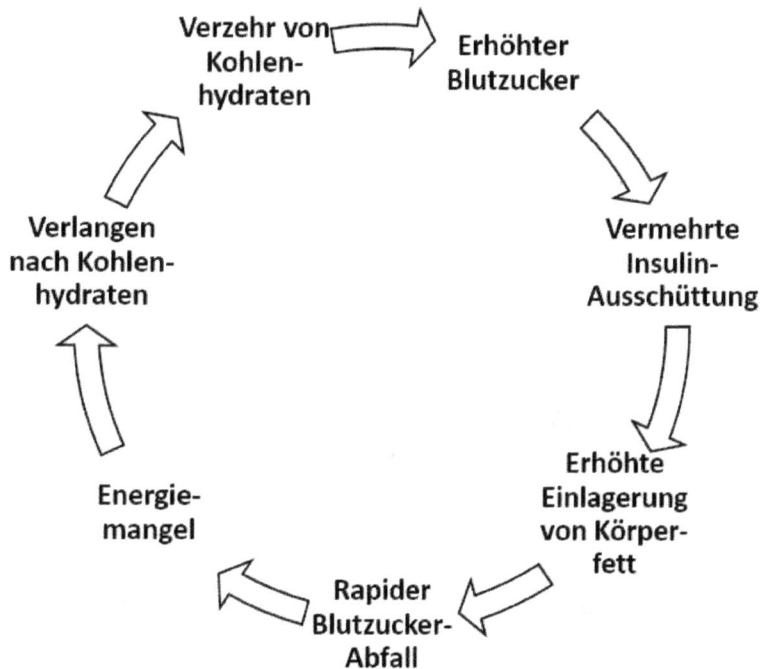

Verzehr von Kohlenhydraten → Erhöhter Blutzucker → Vermehrte Insulin-Ausschüttung → Erhöhte Einlagerung von Körperfett → Rapider Blutzucker-Abfall → Energiemangel → Verlangen nach Kohlenhydraten

Tatsächlich ist es so, dass Kohlenhydrate den Blutzuckerspiegel erhöhen. Dieser führt auch tatsächlich zu einer Ausschüttung des Hormons Insulin. Doch nun kommt es, denn nimmst du die richtigen Kohlenhydrate zu dir und sorgst du dafür, dass dein Körper diese auch wieder verbraucht, kannst du durchaus trotz Kohlenhydraten abnehmen und schlank bleiben.

Wie kommt es denn dann, dass Low Carb Diäten dauerhaft funktionieren und vor allem: Wie sieht so eine Diät aus?

Eine Low Carb Diät kann, außer zur Gewichtsreduktion, auch eingesetzt werden, um Stoffwechselerkrankungen (z. B. Diabetes) zu therapieren. Viele Menschen ernähren sich nach den Low Carb Prinzipien, um die Gesundheit zu bewahren, also vorbeugend. Außerdem hat diese Ernährungsform eine große Fangemeinde, vor allem unter Fitnessliebhabern. Die berühmtesten Low Carb Diäten sind sicherlich die Atkinsdiät, die Logi-Methode und die ketogene Diät.

Dabei ist die Idee eigentlich gar nicht neu. Im Gegenteil, kennt man fleisch- und fettbetonte Ernährungsformen schon seit dem 19. Jahrhundert. So hat etwa der aus England stammende William Banting im Jahr 1863 sein Buch „Letter on Corpulance" veröffentlich, in dem er die später nach ihm benannte Banting-Diät empfahl.

Man spricht von „Low Carb" und nicht von „No Carb", da einige Kohlenhydratlieferanten durchaus gewollt sind und auch regelmäßig verzehrt werden sollen. So basieren Low Carb Konzepte im Wesentlichen auf Gemüse, Fruktose-arme Obstsorten (Beeren, Melone, Grapefruit, Orange, Pfirsich und Avocado) und tierischen Produkten wie Fisch und Meeresfrüchte, Fleisch, Eier und Milchprodukte. Neuerdings haben findige Vegetarier und Veganer auch sehr viele leckere Low Carb Rezepte entwickelt, in denen als Eiweißquellen Milchprodukte (wenn erwünscht), Hülsenfrüchte, Nüsse und pflanzliche Eiweißpulver (wenn erwünscht) zum Einsatz kommen.

Zum Beispiel folgendes Rezept:

VEGANE LINSENBÄLLCHEN

Zutaten:

- 300g eingeweichte rote Linsen
- 1 Zwiebel
- 1 Knoblauchzehe
- 2 Stangen Zitronengrass
- 2 EL Kichererbsenmehl
- 1 TL Backpulver
- 1 EL Olivenöl
- Salz und Pfeffer zum Abschmecken

Zubereitung:

1. Die Zwiebel und die Knoblauchzehe schälen und beides grob zerkleinern. Nun die Enden des Zitronengras entfernen und einmal durchschneiden.
2. Mit den übrigen Zutaten in den Thermomix geben und auf Stufe 8 zerkleinern. Die Masse mit Salz und Pfeffer abschmecken.
3. Aus der Masse Bällchen formen und diese in einer heißen Pfanne mit etwas Olivenöl von allen Seiten anbraten.

Eckdaten

Portionen: 4, Punkte: 2, Zubereitung: 25 Minuten

Gerade für die verschiedenen Low Carb Diäten gibt es eine wunderbar große und kreative Auswahl an Thermomix-Rezepten, immerhin erleben diese Diätformen gerade einen richtigen Hype. Kein Wunder, darf man sich doch bei diesen Diäten an den „erlaubten" Gerichten nach Herzenslust satt essen. Selbst Brote und Brötchen, bei deren Zubereitung: weitestgehend auf Kohlenhydrate verzichtet werden, sind mit dem Thermomix schnell und einfach zuzubereiten.

Das Ziel bei diesen Diäten ist es, den Kohlenhydrat-Gehalt aller Mahlzeiten am Tag auf unter 100 Gramm zu halten. Vor allem abends solltest du streng darauf achten, dich besonders kohlenhydratarm zu ernähren, um die Fettverbrennung über Nacht in Schwung zu bringen.

Die Lebensmittel, die du während einer Low Carb Diät unbedingt vermeiden solltest sind Mehlprodukte wie Kuchen und Teilchen, normale Brotwaren, Nudeln, Haferflocken, Kartoffeln, Reis, Zucker und Honig, Süßigkeiten und Alkohol.

Wenn du es zum Frühstück gerne süß hast, könntest du deinen Tag mit einer Quarkspeise mit Beeren beginnen:

HIMBEER-BANANEN QUARK

Zutaten:

- 100g Himbeeren (gefroren)
- 150g Magerquark, 0,5%
- 15g Leinöl
- 70g Banane (in Scheiben)
- 50g griechischer Joghurt, 0,2%
- 3 EL Chiasamen

Zubereitung:

1. Die gefrorenen Himbeeren 5 Sekunden lang auf der Stufe 10 in den Mixtopf geben.
2. Alles mit dem Spatel herunterschieben.
3. Anschließend die Bananen für weitere 3 Sekunden auf der Stufe 5 hinzugeben und alles erneut runterschieben.
4. Nun die restlichen Zutaten, bis auf die Chiasamen, für 15 Sekunden auf der Stufe 5 mit hinzugeben.
5. Die Quarkspeiße in Schälchen füllen und vor dem Verzehr mit den Chiasamen garnieren.

Eckdaten

Portionen: 2, Punkte: 3, Zubereitung: 15 Minuten

Oder steht dir der Sinn vielleicht eher nach einem leckeren Rührei mit Gemüse? Kein Problem:

BUNTES RÜHREI

Zutaten:

- 8 Eier
- 1 Bund Bärlauch
- 50 g getrocknete Tomaten, ohne Öl
- 1 EL Olivenöl
- Salz und Pfeffer zum Abschmecken

Zubereitung:

1. Vier Eier und den Bärlauch in den Thermomix geben und dort auf Stufe 6 für 60 Sekunden vermengen. Die Masse dann in eine Schüssel füllen und mit Salz und Pfeffer würzen.
2. Als nächstes die letzten vier Eier und die getrockneten Tomaten in den Thermomix füllen und wiederum für 60 Sekunden auf der Stufe 6 mischen. Nun ebenfalls mit Salz und Pfeffer würzen.
3. Nacheinander die beiden Eiermassen in eine Pfanne mit etwas Olivenöl zu Rühreiern anbraten.
4. Auf vier Teller verteilen und noch warm servieren.

Eckdaten

Portionen: 4, Punkte: 1, Zubereitung: 20 Minuten

Auch leckere Low Carb Muffinrezepte sind im Thermomix schnell zubereitet und lassen sich noch wunderbar mit auf die Arbeit nehmen:

EIER MUFFIN

Zutaten:

- 6 Scheiben Bacon
- 7 Eier
- 1 EL Kichererbsenmehl
- 1 EL gemahlene Mandeln
- 1/3 Bund Petersilie
- Salz und Pfeffer zum Abschmecken

Zubereitung:

1. Zunächst die Petersilie waschen, klein zupfen und 5 Sekunden lang auf Stufe 5 in den Thermomix geben.
2. Die Baconscheiben einmal teilen und jeweils 2 auf den Boden der Muffinformen verkreuzen.
3. Den Backhofen auf 160°C Umluft vorheizen.
4. Folgend die Eier 20 Sekunden auf der Stufe 4 in den Thermomix geben.
5. Anschließend 1 EL Kichererbsenmehl, 1 EL gemahlene Mandeln, die Petersilie hinzufügen, alles mit Salz und Pfeffer abschmecken und 20 Sekunden auf der Stufe 4 in den Thermomix geben.
6. Die Eiermasse auf die Muffinformen verteilen und 20 Minuten im Backofen backen.

Eckdaten

Portionen: 6 Stück, Punkte: 3, Zubereitung: 30 Minuten

Zum Mittag kann es ein leckeres Gulasch, Curry oder auch eine feine Gemüsesuppe sein, aber ein saftiges Steak mit Salat ist natürlich auch nicht zu verachten. Zum Mittag kannst du auch gerne Hülsenfrüchte in deinen Speiseplan aufnehmen. Sie machen lange satt, schmecken lecker und enthalten viel sättigendes Eiweiß.

Wenn du den Tag dann noch mit einem Lachsfilet auf Gemüsebett oder einem leckeren Salat mit Käse oder Schinken abschließt, kann sich dein Körper in der Nacht in aller Ruhe an die eigenen Fettreserven machen. **So wirst du schon schnell die ersten Erfolge bei deinem morgendlichen Blick in den Spiegel erkennen können.**

Du kennst die Eier Diät und andere Monodiäten schon seit deiner Kindheit? Klar, denn als schnelle Schlankmacher sind sie schon seit vielen Jahrzehnten beliebt! Doch warum du bei solchen Monodiäten einiges beachten solltest und vor allem was, das erkläre ich dir in dem nächsten Kapitel. Bleib also dabei!

7: Monotonie pur: Mit dem Thermomix weg von Eier Diät und Ananaskur

Die Hochzeit der Tochter steht an oder in vierzehn Tagen geht der Flieger in den Traumurlaub? Monodiäten sind für viele Menschen das Mittel der Wahl, wenn sie zu einem bestimmten Termin in Topform sein möchten. Sie versprechen sagenhaften Gewichtsverlust in kürzester Zeit.

Das müssen sie jedoch auch, denn als dauerhafte Ernährungsform sind Monodiäten definitiv nicht geeignet. Denn unser Körper benötigt eine gesunde, ausgewogene Ernährung, um mit allen Nährstoffen ausreichend versorgt zu werden. Aus diesem Grund solltest du Monodiäten nie länger als zwei Wochen durchführen.

Doch wie sieht eine solche Mono Diät aus? Im Grunde funktionieren sie ähnlich wie eine Low Carb Diät. Viele der Monodiäten setzen zusätzlich noch darauf, die tägliche Kalorienzufuhr auf ein Minimum von etwa 800 kcal zu senken.

Lass uns das einfach mal am Beispiel einer Eier Diät betrachten:

Eier gehören zu den gehaltvollen Lebensmitteln, was ja auch nicht verwundert, immerhin soll ihr Inhalt, vor allem das Dotter, ja dafür sorgen, dass sich ein Küken in kurzer Zeit optimal entwickelt. In ihm stecken die wichtigen fettlöslichen Vitamine der Gruppen, A, D, E, K und auch einige der lebensnotwendigen „Nervenvitamine" aus der Gruppe der B-Vitamine. Darüber hinaus liefern sie essentielle Aminosäuren und Mineralien. Dadurch, dass du Eier in der Diät noch mit Obst, Gemüse und auch etwas Fleisch ergänzen kannst, kommen einige gesunde Nährstoffe zusammen.

An Obst kannst du Grapefruit, Orange, Mandarine, einige Beeren und auch täglich einen Apfel essen. Diese Früchte kannst du zu den Mahlzeiten kombinieren oder auch als Zwischenmahlzeiten zu dir nehmen.

Als Gemüse kommen die typischen Salatgemüse wie Gurken, Tomaten, Paprika, Oliven, Blattsalate, aber auch Spargel, Spinat, Champignons und Karotten in Frage. Frische Kräuter und Gewürze machen das Essen nicht nur schmackhafter, sie liefern auch noch wichtige Nährstoffe und dürfen großzügig eingesetzt werden.

Bei der Zubereitung: deiner Eier kannst du deiner Fantasie komplett freien Lauf lassen. Der Klassiker gekochtes Ei ist auf die Schnelle sicherlich der Renner, doch kommt da schnell Langeweile auf. Da du aber Kräuter und auch einige Gemüsesorten verwenden darfst, kannst du dir Omelettes, pochierte Eier, Eiermuffins, Eiersalat und viele andere Leckereien zubereiten. Probiere zum Beispiel man ein Schaum-Omelett aus:

SCHAUM-OMELETT MIT CHAMPIGNONS UND KRÄUTERN

Zutaten:

- 6 Eier
- 6 Champignons
- ½ Bund Petersilie
- etwas Schnittlauch
- 100ml Wasser
- Salz und Pfeffer zum Abschmecken

Zubereitung:

1. Zunächst den Varoma Einlegeboden mit feuchtem Backpapier auslegen.
2. Anschließend die Champignons würfeln und die Kräuter kleinschneiden. Beides zusammen in den Varoma geben.
3. Nun die Eier und das Wasser 10 Sekunden lang auf der Stufe 4 in den Thermomix geben und mit Salz und Pfeffer abschmecken (bei Bedarf können auch noch andere Gewürze verwendet werden).
4. Die Eiermasse im Varoma und über dem Gemüse und den Kräutern verteilen und den Thermomix ausspülen.
5. 500 ml Wasser in den Thermomix geben, mit dem Deckel schließen und den Varoma mit Einlegeboden 20 Minuten lang auf der Stufe 1 aufsetzen.

Eckdaten

Zubereitung: 30 Minuten, Punkte: 0

Für welche Zubereitungsform deiner Eier du dich auch entscheidest, der Thermomix steht dir immer hilfreich zur Seite. So kannst du in deinem Thermomix z. B. ganz einfach pochierte Eier herstellen. Die gelingen immer perfekt, da du mit der Varoma-Funktion das Wasser immer gleichmäßig auf einer Temperatur hältst:

Pochierte Eier

Nimm ein ausreichend großes Stück Haushalts Frischhaltefolie und lege es in den großen Messbehälter deines Thermomix. Drücke die Folie vorsichtig so in den Messbecher hinein, dass das Ei auch gut darin Platz hat und nicht daneben läuft. Der Spatel kann dir dabei gut helfen. Schlage das Ei auf und gib es in die Folie. Nun kannst du dein Ei prima mit Salz und Kräutern würzen. In Frage kommen süßer Paprika, provenzalische Kräuter, Majoran, aber auch Chili, Curry und alles, was dir schmeckt. Schließe die Folie dann oben, indem du sie ein wenig ineinander drehst. So entsteht ein kleines Päckchen. Das kannst du natürlich auch gleichzeitig mit mehreren Eiern machen. So können deine Lieben auch mitessen.

Nun gibst du einen halben Liter Wasser in den Gartopf deines Thermomix und setzt den Gareinsatz hinein. Jetzt ist es an der Zeit, ganz vorsichtig dein oder deine Eierpäckchen in den Gareinsatz zu setzen. Dann nur noch den Deckel und den Messbecher aufsetzen. Stelle die Temperatur auf Varoma und Rührfunktion auf Stufe 1. Je nachdem, wie weich du dein Ei haben möchtest, kannst du zwischen 11 und 13 Minuten Garzeit einstellen. Probiere es vielleicht einmal zunächst mit deinen Eiern aus. Sind sie sehr kalt oder sehr groß, brauchst du eher eine längere Garzeit, als wenn sie kleiner und wärmer wären. Nun kannst du dich einer anderen Tätigkeit widmen, denn dein Thermomix kümmert sich um den Rest.

Wenn du dein pochiertes Ei auf Vollkornbrot anrichten möchtest, kannst du dieses vielleicht schon mit ein wenig Blattgemüse belegen. Auch eine Tomatenscheibe oder eine Essiggurke geben deinem Mittagessen eine leckere Note.

Die Regeln einer Eier Diät sind einfach:
Das Frühstück kannst du dir jeweils aus 1-2 Eiern, einer Zitrusfrucht und dem Getränk deiner Wahl (Wasser, Kaffee, Tee) zusammenstellen. Übrigens solltest du bei allen Abnehmdiäten unbedingt darauf achten, genug zu trinken. **Auf 2 Liter Flüssigkeit solltest du pro Tag schon kommen.** Dabei kannst du wählen, ob du Tees (Vorsicht bei Teemischungen und Früchtetee, die enthalten zum Teil eine ganze Menge Zucker! Schaue also lieber genau auf das Etikett.), Mineralwasser oder Wasser mit etwas frischem Zitronensaft trinkst. Das füllt den Magen und stillt so manches Magenknurren. Dazu hilft es deinem Stoffwechsel bei seiner schweren Arbeit und dir dabei, dich fit und frisch zu fühlen. Achte darauf, dass du die Flüssigkeit über den Tag verteilt und am besten vor 17 Uhr trinkst. So musst du nicht nachts ungewollt auf die Toilette, sondern kannst in Ruhe deinen Schönheitsschlaf genießen.

Als zweites Frühstück kannst du eine Handvoll Beeren oder auch einen Apfel knabbern. Zum Mittag gibt es dann die verschiedensten durchaus auch Arbeitsplatz-tauglichen Kombinationen. Das kann eine Scheibe Vollkorntoast mit 2 Eiern (auch hier darfst du dir auswählen, wie du sie dir zubereiten magst) und eine Zitrusfrucht sein. Aber auch 2 Eier und gekochter Spinat „all you can eat" sind drin. Im Sommer wird dir sicher gefallen, dass du dir auch einen schönen gemischten Salat mit 2 Eiern zubereiten darfst. Für Süßmäulchen darf es aber auch einmal ein Obstsalat sein, der dir die Mittagspause verschönert.

Zum Abend, wenn du etwas mehr Zeit für die Zubereitung: deiner Mahlzeit hast, kann ein Hühnerbein mit Ei kombiniert, ein Steak mit gemischtem Salat geschlemmt oder auch ein lecker gedünstetes Stück Fisch auf Gemüsebeet genussvoll verzehrt werden. Mit dem Thermomix sind solche Mahlzeiten nicht nur einfach, sondern auch schnell zubereitet:

LACHS UND GRÜNE BOHNEN

Zutaten:

- 4 Lachsfilets
- 400 g grüne Bohnen
- 40 g Kräuterfrischkäse, fettarm
- Salz und Pfeffer zum Abschmecken

Zubereitung:

1. Den Lachs mit Salz und Pfeffer würzen und anschließend auf dem Einlegeboden verteilen. Dabei den Lachs mit der Hautseite nach unten platzieren.
2. Nun die Bohnen in den Thermomix geben und beides für 25 Minuten auf Stufe 1 dünsten.
3. Beim Anrichten die Bohnen mit dem Kräuterfrischkäse anrichten und den Lachs oben drauf verteilen.

Eckdaten

Portionen: 4, Punkte: 0, Zubereitung: 30 Minuten

Bist du manchmal total gefrustet wegen deiner Figur und würdest am liebsten gar nichts mehr essen? Dann geht es dir wie vielen anderen auch. Doch gar nichts zu essen, ist definitiv keine gute Lösung. Warum du überhaupt keine Nulldiäten machen solltest, erfährst du in dem nächsten Kapitel. Das wird wieder sehr interessant!

8: Warum du mit dem Thermomix keine Nulldiät machen musst

Junkies hilft nur der konsequente Entzug. Auch bei Alkoholsucht kann man auf Dauer nur wieder gesund werden, wenn man keinen Tropfen Alkohol mehr anrührt. Da braucht man sich nicht zu wundern, wenn einem beim frustrierten Blick auf die Waage der Gedanke kommt: *„Am liebsten würde ich gar nichts mehr essen."*

Doch lass dich nicht beirren: Mit dem Thermomix musst du gar keine Nulldiät machen, um schnell wieder in Form zu kommen und die Pfunde purzeln zu sehen.

Sicher, früher hat man tatsächlich häufig in spezialisierten Kliniken für stark übergewichtige Patienten eine Nulldiät durchgeführt. Dabei durften die Betroffenen keine feste Nahrung mehr zu sich nehmen. Das Einzige, was man diesen Menschen zur Verfügung stellte, waren kalorienfreie Getränke wie Tees und Wasser. Dabei wurden die Patienten allerdings sehr engmaschig medizinisch kontrolliert, da diese Radikalkur für den Körper nicht ungefährlich ist.

Inzwischen werden allerdings praktisch keine Nulldiäten mehr durchgeführt, stattdessen setzt man in solchen Kurkliniken heute eher darauf, die Betroffenen in ihren Essgewohnheiten „umzuerziehen". Während ihres Aufenthaltes essen die Patienten nicht nur Mahlzeiten, die kalorienreduziert sind, sie nehmen auch an Kursen teil, in denen sie Schritt für Schritt an eine neue Art sich zu ernähren, herangeführt werden. Warenkunde, gemeinschaftliches Zubereiten und Kochen von Mahlzeiten soll zeigen, dass gesundes und schlankes Essen Spaß macht und leidenschaftlich sein kann.

Auch eine **Umstellung der Lebensgewohnheiten** wie ein aktives Gestalten des Alltags mit Hobbys, Sport und dergleichen mehr gehören zu solchen Kuren für Menschen mit hohem Übergewicht.

Wenn du also nicht aus religiösen oder spirituellen Gründen komplett auf Nahrung verzichten oder eine ärztlich begleitete Fastenkur durchführen möchtest, nutze doch lieber die Vorteile, die dir dein Thermomix bietet, um clever und mit Spaß abzunehmen.

Auf Dauer kannst du ja sowieso nicht auf Essen verzichten. Da ist es doch viel sinnvoller, deinen Frieden mit dem Essen zu schließen. Kein anderer Küchenhelfer macht es dir so leicht, lecker und gesund zu kochen, wie der Thermomix. Du kannst verschiedene Lebensmittelarten gleichzeitig garen, musst dabei nicht am Herd stehen und rühren und auch das Schnippeln, Raspeln und viele sonstige ungeliebte Tätigkeiten nimmt dir der clevere Küchenroboter bereitwillig ab.

Unerwünschte Nebenwirkungen der Nulldiät wie Wasserverlust und Schwund der Muskelmasse musst du dann auch nicht fürchten. Stattdessen kannst du gesunde und frische Kost genießen, die du auch noch selbst zubereitet hast. Du ernährst deinen Körper mit allem, was er braucht, um schlank, gesund und jugendlich zu sein. Denn ein Körper, der alles hat, was er braucht, hat es auch nicht nötig, durch Heißhungerattacken um Nachschub zu betteln. Du wirst dich viel besser fühlen und vor allem: Du siehst auch noch so aus!

Starte deinen Tag doch einfach mit einem köstlichen Smoothie aus frischen Früchten und einigen Blättern grünen Blattgemüses.

GREEN SMOOTHIE

Zutaten:

- 1 kleiner Apfel
- 1 kleine Birne
- 1 Blatt Grünkohl
- 1 Handvoll Spinat
- 100ml Wasser
- 1 EL Zitronensaft

Zubereitung:

1. Apfel und Birne entkernen und in groben Stücken, zusammen mit dem Grünkohl und dem Spinat in den Thermomix geben. Alles 1 Minuten lang auf Stufe 10 zerkleinern.
2. Wasser und Zitronensaft zufügen und erneut für 30 Sekunden auf Stufe 10 laufen lassen.

Eckdaten

0 Punkte, 1 Portion

Der spendet dir viel Flüssigkeit, die deiner Haut zugutekommt, und er füllt dir den Magen, so dass du dich lange satt fühlst. Die Vitamine und Mineralstoffe, die im Smoothie enthalten sind, machen dich gesund und vital und verhindern, dass du nach Schokolade und Co. greifst.

Zum Mittag ein köstliches Gemüsecurry, so lecker wie vom Thai um die Ecke? Kein Problem, mit diesem Rezept!

GEMÜSE-KOKOS-CURRY MIT SPINAT

Zutaten:

- 100g Reis
- 300g TK-Blattspinat, aufgetaut
- 2 mittelgroße Möhren
- 2 mittelgroße Kartoffeln
- 200g Champignons
- 1 mittelgroße Zwiebel
- 2 Knoblauchzehen
- 100ml Gemüsebrühe
- 200ml Kokosmilch, fettreduziert
- 1 EL Olivenöl
- 1 TL Paprika Pulver
- 2 TL Curry Pulver
- Salz und Pfeffer zum Abschmecken

Zubereitung:

1. Anfangs den Reis nach Packungsanweisung kochen und in der Zwischenzeit das Gemüse und die Soße zubereiten.
2. Hierfür die Zwiebel und den Knoblauch schälen und beides 5 Sekunden lang auf der Stufe 5 in den Thermomix geben.
3. Das Olivenöl hinzugeben und alles 3 Minuten lang auf der Stufe 1 im Varoma andünsten.
4. Nun die Möhren und die Kartoffeln schälen und diese in groben Stücken 5 Sekunden lang auf der Stufe 7 mit in den Thermomix geben.
5. Folgend die Gemüsebrühe, die Kokosmilch und die Gewürze hinzugeben und alles 10 Minuten lang bei 100°C auf der Stufe 1 und im Linkslauf garen.
6. Zwischenzeitlich die Champignons schälen und in Scheiben schneiden.
7. Nun den Spinat ausdrücken und zusammen mit den Champignons mit in den Thermomix geben. Die Soße abschließend 8 Minuten lang bei 90°C auf der Stufe 1 und im Linkslauf garen.
8. Die Soße nun noch einmal entsprechend der Gewürze abschmecken und zusammen mit dem Reis servieren.

Eckdaten

2 Portionen, Zubereitung: 45 Minuten, Punkte: 15

Oder doch lieber ein leckerer Rohkostsalat, der so richtig satt macht? Vielleicht auch als ganz trendige Variante im Mason Jar? Gerne, dein Thermomix raspelt und zerkleinert für dich im Handumdrehen. So kannst du alles ganz bequem mit auf die Arbeit nehmen und brauchst nur noch zu schlemmen.

ROHKOSTSALAT MIT KICHERERBSEN

Zutaten:

- 300g Möhren
- 300g Kohlrabi
- 200g Sellerie
- 100g geröstete Erdnüsse
- 200g Kichererbsen, aus der Dose

- 1 rote Zwiebel
- 200ml Orangensaft, frischgepresst
- 1 EL Olivenöl
- Salz und Pfeffer zum Abschmecken

Zubereitung:

1. Die Möhren, den Kohlrabi und den Sellerie schälen und in grobe Stücke schneiden.
2. Das Gemüse anschließend in den Thermomix geben und dort auf Stufe 6 zerkleinern.
3. Die vermischten Gemüsestücke mit den gerösteten Erdnüssen und den Kichererbsen in eine Schüssel geben und miteinander vermengen.
4. Nun die Zwiebel schälen und im Thermomix 10 Sekunden lang auf der Stufe 5 zerkleinern.
5. Den Orangensaft, das Olivenöl und etwas Salz und Pfeffer mit hinzugeben und auf Stufe 5 mit der Zwiebel vermischen.
6. Das Dressing mit in die Schüssel geben, mit den restlichen Zutaten vermengen und auf die Mason Jar verteilen.

Eckdaten

Portionen: 4, Punkte: 7, Zubereitung: 30 Minuten

Du fällst nachmittags in ein Leistungsloch? Kein Problem. Dann schlemme einen leckeren Nachtisch aus einer Quarkspeise mit frischen Beeren, um schnell wieder Schwung für den Rest des Tages zu bekommen.

LIEBLINGSBEEREN-QUARK

Zutaten:

- 200g Beeren nach Wahl (gefroren)
- 150g Magerquark, 0,5%

- 15g Leinöl
- 50g griechischer Joghurt, 0,5%

Zubereitung:

1. Die gefrorenen Beeren 8 Sekunden lang auf der Stufe 10 in den Mixtopf geben.
2. Alles mit dem Spatel herunterschieben.
3. Nun die restlichen Zutaten für 15 Sekunden auf der Stufe 5 mit hinzugeben.
4. Die Quarkspeise in Schälchen füllen und als Muntermacher genießen.

Eckdaten

Portionen: 2, Punkte: 3, Zubereitung: 15 Minuten

Und am Abend darf es ein leckeres Gemüsesüppchen aus dem Thermomix sein? Gerne. Guten Appetit!

LEICHTE GEMÜSESUPPE

Zutaten:

- 1,25 Liter Gemüsebrühe
- 1 Zwiebel
- 1 Zucchini
- 1 Paprika
- 1 Möhre
- ½ Bund Schnittlauch
- ½ Bund Petersilie
- 1 EL Olivenöl
- Salz und Pfeffer zum Abschmecken

Zubereitung:

1. Zunächst die Möhre schälen und dann mit der Zucchini und der Paprika in grobe Stücke schneiden. Das Gemüse für 5 Sekunden auf der Stufe 6 in den Thermomix geben, um es zu zerkleinern (nicht pürieren).
2. Das zerkleinerte Gemüse in eine Schüssel umfüllen.
3. Folgend die Zwiebel schälen und 3 Sekunden auf der Stufe 6 zerkleinern.
4. Das Olivenöl hinzugeben und die Zwiebeln auf der Stufe 3 und bei 100°C andünsten bis sie glasig werden.
5. Nun die Gemüsebrühe hinzugeben, erwärmen und folgend das zerkleinerte Gemüse mit in den Thermomix geben.
6. Die Suppe 15 Minuten lang auf der Stufe 2 und bei 80°C leicht köcheln lassen.
7. Zwischenzeitlich die Kräuter kleinhacken, diese mit in die fertige Suppe geben und abschließend alles mit etwas Salz und Pfeffer abschmecken.

Eckdaten

Portionen: 4, Punkte: 1, Zubereitung: 25 Minuten

Du siehst also, du musst gar nicht völlig auf das Essen verzichten. Es ist sehr viel besser, wenn dich die leckeren und einfachen Thermomix-Rezepte dazu verführen, dich Figur-freundlicher zu ernähren. Denn dadurch wird dein Essen zu deinem Verbündeten im Kampf um deine Traumfigur! Wenn du jedoch, aus welchen Gründen auch immer, einmal eine Fastenkur machen möchtest, erfährst du alles Wissenswerte hierzu in dem nächsten Kapitel! Freue dich drauf!

9: Wie viel bringt Fasten für die Figur?

„*M*it vollem Magen lässt es sich leicht vom Fasten reden.*" Wie Recht hatte doch der Kirchenvater Hieronymus, als er diesen Spruch im 4. Jahrhundert prägte. Wie leicht fällt es einem doch immer wieder, sich vorzunehmen, ab Morgen weniger zu essen und am besten ganz zu fasten. Stets zur gleichen Zeit, nämlich nach dem Essen.

Jeder nimmt es in den Mund, doch weißt du, was Fasten tatsächlich ist? Vor allem: **Bringt Fasten etwas für die Figur? Oder muss man da eher damit rechnen, dass man sich einen Jojo-Effekt einhandelt?** Mit diesen und ähnlichen Fragen möchten wir uns in diesem Kapitel einmal beschäftigen.

Das „Fasten" zu sagen, ist eigentlich nicht richtig, denn es gibt heutzutage eine ganze Menge an Fastenformen, die nebeneinander existieren und auch sehr aktuell sind. In vielen spirituellen Lehren und Religionen ist das Fasten eine bekannte und beliebte Methode, um Körper und Geist zu stärken und sich dem Göttlichen näher zu bringen. Dabei gibt es selbst in den einzelnen Religionen die unterschiedlichsten Fastenformen.

Denke nur einmal an die christlichen Fastenzeiten vor den wichtigen Festen Weihnachten und Ostern. Aber auch Hinduisten, Muslime und Juden haben ihre Fastenzeiten ganz fest im jährlichen religiösen Kalender verankert. Und Buddhisten fasten meist auf eine gemäßigte Art und Weise, wenn sie meditieren möchten.

Medizinischen Nutzen verspricht das Heilfasten, bei dem nach ein bis zwei Entlastungstagen, an denen nur leichte Gerichte wie gedünstetes Gemüse, Gemüsesuppen, Müsli, Rohkost oder Reis gegessen werden, das eigentliche Fasten beginnt.

Da eines der Ziele des Heilfastens eine Entgiftung und Reinigung des Körpers ist, sollte jeder Teilnehmer nicht nur mindestens 2,5 Liter Wasser und Kräutertee trinken, sondern auch mit geeigneten Maßnahmen den Darm reinigen.

Um die Vitamin- und Nährstoffversorgung zu gewährleisten, dürfen pro Tag 1-2 Gläser frischer Obstsaft, sowie klare, frisch gekochte Gemüsebrühe getrunken werden. Das ergibt eine tägliche Kalorienmenge von etwa 250 kcal.

Anleitung zum Entsaften von Obst:

1. Fülle zunächst Wasser in den Thermomix und beachte dabei, dass der Füllstand ein paar Zentimeter unterhalb des Garkorbes liegt.

2. Nun setzt du den Garkorb und ein hitzebeständiges Gefäß in den Thermomix ein.

3. Setze den Deckel auf und den stelle den Varoma, mit den gewünschten Früchten, oben drauf. Der Varoma kann bis zum Rand gefüllt werden, solange sich der Deckel noch schließen lässt.

4. Den Thermomix schaltest du an und stellst den Varoma auf Stufe 2. Prüfe nun alle 15 Minuten nach dem Saft.

5. Folgend nimmst du eine große Schüssel, setzt den Varoma kurz ab, um den Garkorb zu entnehmen. Fülle den Saft nun in die Schüssel.

6. Je nach Art der Frucht und nach Menge wirst du zwei bis drei Durchgänge benötigen, bis der Saft fertig ist.

7. Achtung: Die Gefäße und der Saft sind sehr heiß und zusätzlich sollte der Saft abschließend noch einmal gefiltert werden.

Für einen solchen Obstsaft kannst du in deinem Thermomix zum Beispiel sonnengereifte Beeren entsaften. Dazu setzt du den Mixbehälter in deinen Thermomix ein und befühlst diesen mit 500 g normalem Wasser.

Gib den Gareinsatz darauf und in diesen eine metallene oder gläserne Schüssel, die groß genug ist, um den Saft der Früchte aufzunehmen. Schließe den Deckel, ohne den Messbecher aufzusetzen.

Darauf kommt der Varoma-Behälter, in den du die Beeren im Ring anordnest. So bleibt in der Mitte der Bereich frei, aus dem der Dampf aufsteigt und später der Saft in die kleine Schüssel tropft.

Stelle nun den Temperaturknopf auf die höchste Stufe, die Varoma heißt, und das Rührwerk auf Stufe eins. Die Zeitschaltuhr auf 20-30 Minuten einstellen, und nun hast du frei.

Hast du viel Obst im Varoma-Behälter oder ist deine Schüssel sehr klein, solltest du 2-3 Mal nachschauen und gegebenenfalls die Schüssel in ein anderes Gefäß leeren. Danach einfach wieder alles auseinandernehmen und wieder in Gang setzen.

Wenn du deinen Saft ohnehin verdünnen möchtest, kannst du dir die zusätzliche Schüssel auch sparen und stattdessen den Obstsaft direkt in den Mixtopf mit dem Wasser tropfen lassen.

Wenn du besonders säurehaltige Obstsorten verwendest, solltest du den Saft unbedingt verdünnen, da du ja keine Süßungsmittel verwenden darfst. Die Säure könnte sonst deinen leeren Magen über Gebühr belasten. Auf die gleiche Weise kannst du im Grunde alle stark wasserhaltigen Obstsorten entsaften, allerdings solltest du größere Sorten wie Äpfel und Quitten zunächst in Achtel schneiden.

Zum Abschluss des Heilfastens, normalerweise am 7. Tag legt man das Fastenbrechen ein. Dadurch wird der Körper langsam wieder an die Aufnahme fester Nahrung gewöhnt. Zum Frühstück gibt es, wie an den vorangegangenen Tagen, einen viertel Liter Kräutertee nach Wahl. Zum Mittag dann einen Apfel. Als Nachmittagssnack dann etwas Obst sowie einen Kräutertee, der mit Honig und Zitrone gewürzt ist. Zum Abend gibt es dann eine leichte Kartoffelsuppe, die du einfach im Thermomix zubereiten kannst.

KARTOFFELSUPPE

Zutaten:

- 1 mittelgroße Kartoffel
- 160g Gemüse nach Wahl
- 1 TL Butter
- 300ml Wasser
- 1 Prise Muskat
- Salz und Pfeffer zum Abschmecken

Zubereitung:

1. Zunächst die Kartoffel und das restliche Gemüse schälen. Das Gemüse in grobe Stücke schneiden und 5 Sekunden auf der Stufe 6 in den Thermomix geben, um es zu zerkleinern (nicht pürieren).
2. Das zerkleinerte Gemüse in eine Schüssel umfüllen.
3. Die Butter in den Thermomix geben, das Gemüse hinzugeben und alles auf der Stufe 3 und bei 100 °C andünsten.
4. Folgend das Wasser mit in den Thermomix geben und die Suppe auf der Stufe 2 und bei 80 °C 30 Minuten lang köcheln lassen.
5. Abschließend die Suppe pürieren und mit dem Muskat, dem Salz und dem Pfeffer abschmecken. Bei Bedarf gerne noch mit frischen Kräutern garnieren.

Eckdaten

Portionen: 1, Punkte: 4, Zubereitung: 35 Minuten

Bitte besprich zunächst mit deinem Arzt oder Heilpraktiker, dass du vorhast, eine Heilfastenkur zu machen. Du solltest nämlich nur damit starten, wenn du absolut gesund und auch nicht schwanger bist. Auch für Kinder ist das Heilfasten nicht geeignet, da sie sich im Wachstum befinden.

Bitte beachte, dass das Fasten seinen Ursprung nicht als Abnehmdiät hat. Sicher kannst du durch das Fasten erfolgreich und schnell einige Kilos verlieren. Da du damit jedoch keine dauerhafte Ernährungsumstellung erreichst, wird es sicher nichts mit einem schlanken Leben. Im Gegenteil, besteht die Möglichkeit, dass das Heilfasten sogar den gefürchteten Jojo-Effekt auslöst, da sich dein Körper darauf einrichtet, in Zukunft erneut in eine Situation zu geraten, in der Nahrung fehlt.

Wenn du dir nicht vorstellen kannst, einen oder gar mehrere Tage lang nichts zu essen, könnte das Intervallfasten etwas für dich sein. **Das Intervallfasten ist übrigens, im Gegensatz zum Heilfasten durchaus als Dauerkostform geeignet.** Auch wenn du deine Nahrung in erster Linie aus organischen, frischen und selbst zubereiteten Lebensmitteln zusammenstellen solltest, besteht ansonsten eigentlich keine Einschränkung, was die Art des Essens betrifft.

Was das Intervall- oder auch intermittierendes Fasten ausmacht, ist vielmehr die Frage, wann du isst. Die bekannteste Form ist sicherlich das 16:8-Fasten. Dabei verfügst du über ein frei wählbares Zeitfenster von 8 Stunden, indem du ganz normal isst. In den anschließenden 16 Stunden, nimmst du außer Wasser keine anderen Lebensmittel zu dir. Wann du die Nahrungs-freien 16 Stunden begehst, ist völlig gleich. Wichtig ist nur, dass diese Zeitspanne zusammenhängend sein muss.

Du kannst Intervallfasten also auch gerne mit deinem Arbeitsleben und deinen sonstigen Lebensgewohnheiten kombinieren. So fällt es dir leichter, die Nahrungsfreie Zeit zu überstehen.

Um auf Nummer sicher zu gehen und deinem Körper nicht zu schaden, ist es wichtig zu wissen, wer überhaupt gefahrlos eine Abnehm-Kur durchführen darf. Dieses wichtige Thema werden wir in dem nächsten Kapitel genau betrachten. Du wirst so nun schon langsam zu einem richtigen Abnehmprofi!

10: Darf eigentlich jeder abnehmen? – Für wen Abnehmen möglich und gesund ist

„*Eine Studie hat herausgefunden, dass Frauen, die leicht übergewichtig sind, eine höhere Lebenserwartung haben, als Männer, die das erwähnen!"*

So lustig das zunächst ist, es gibt tatsächlich kein anderes Themengebiet, das so mit Gefühlen besetzt ist wie Essen und Abnehmen. Kaum kommt das Gespräch in einer Runde darauf, geht es ganz schnell sehr hitzig zu.

Ein unübersichtlicher Wust an Informationen, die sich häufig auch noch widersprechen, Vorurteile und sich immer wieder ändernde Normen und Lehrmeinungen tragen auch nicht gerade dazu bei, dass wir uns bei diesen Themen wohler fühlen.

Die Massenmedien tun ihr Übriges, indem sie den Menschen einen Spiegel vorhalten. Doch sind die aktuellen Schönheitsideale für alle erreichbar? Nein. Doch mit Models à la Heidi Klum und Kate Moss sowie Mode in Size 0, in die sich noch nicht einmal jedes sich im Wachstum befindliche Kind hineinzwängen kann, sorgen dafür, dass die meisten von uns ein negatives Selbstbild von sich und vor allem ihrem Körper entwickeln.

Heute gibt es schon Kinder im Grundschulalter, die mit ihrem Gewicht und ihrem Körper allgemein hadern. Da sind spätere Ess-Störungen fast schon vorprogrammiert. Lebenslange Unzufriedenheit und Gefühle von Unzulänglichkeit jedoch auf alle Fälle.

Haben sich bei dir solche Gefühle eingenistet und drehen sich deine Gedanken im Wesentlichen nur noch um Essen und Dünn sein oder geht es einem Freund/einer Freundin von dir so, dann kannst du dich anonym und vertrauensvoll an folgende Telefonnummer wenden:

BZgA-Infotelefon zu Essstörungen
Tel.: 0221-89 20 31
Montag – Donnerstag: 10:00 – 22:00 Uhr
Freitag – Sonntag: 10:00 – 18:00 Uhr

Bitte denke daran: Essstörungen sind keine Bagatelle, sondern eine ernst zu nehmende Krankheit. Bist du betroffen, solltest du keine Diät machen, weil sich dadurch deine Situation nicht verbessern lässt.

Reduktionsdiäten, wie Abnehmdiäten auch heißen, solltest du auch nicht alleine durchführen, wenn du noch im Wachstum bist, denn der wachsende Körper braucht sehr viele hochwertige Nährstoffe, um sich gesund entwickeln zu können. Es besteht die Gefahr, dass du diesem Bedarf mit einer Diät nicht gerecht wirst. Das Gleiche gilt, wenn ein Leben in deinem Körper heranwächst. Schwangere und stillende Mütter sollten sich unbedingt mit ihrem behandelnden Arzt absprechen, bevor sie eine Ernährungsumstellung vornehmen.

Da einige Reduktionsdiäten erheblich in das Stoffwechselgeschehen des Körpers eingreifen können, solltest du, wenn du zum Beispiel an Diabetes, einer Nierenkrankheit oder Gicht leidest, zunächst mit deinem Arzt über dein Vorhaben sprechen. Er kann dir weiterhelfen, damit du während des Abnehmens keine akuten Krisen auslöst.

Ganz allgemein kann man jedoch sagen, dass es sinnvoll ist, vor einer Diät den Hausarzt aufzusuchen. Normalerweise kann er nicht nur hilfreiche Tipps geben, er untersucht dich auch und gibt dir, wenn du kerngesund bist, gerne grünes Licht für deine Diät.

Bevor du eine Diät beginnst, solltest du dir darüber im Klaren sein, dass du nur dann dauerhaft schlanker sein kannst, wenn du deine Lebens- und Essgewohnheiten veränderst, und zwar bestenfalls für den Rest deines Lebens. Denn deine bisherigen haben ja gerade dazu geführt, dass du heute zu viele Kilos mit dir herumschleppst.

Dass das nicht immer leicht ist, weiß jeder, doch du kannst es dir deutlich leichter machen als andere Menschen. Indem du nämlich deinen Thermomix dazu nutzt, dass er dich bei der Umstellung deiner Essgewohnheiten unterstützt. Mit seinen vielfältigen Möglichkeiten rund um die Zubereitung deiner Speisen, macht Kochen nämlich Spaß. Es wird ganz einfach und geht schnell.

Vom Frühstück bis zum Abendessen ist der nützliche Küchenroboter für dich da, geht es ums Entsaften frischer Früchte, das schnelle Zubereiten von Porridge oder Smoothies oder willst du schnell Getreide für deinen Frischkornbrei schroten? Mit dem Thermomix alles kein Problem.

Versuche doch einfach mal dieses Porridge Rezept zum Frühstück:

FITNESS PORRIDGE MIT DINKELFLOCKEN

Zutaten:

- 1 Apfel
- 1 Banane
- 50g Dinkelflocken
- 200g Mandelmilch
- 2 TL Zimt
- 10g Rosinen
- 10g Walnüsse

Zubereitung:

1. Die Mandelmilch in den Thermomix geben und 7 Minuten lang auf der Stufe 1 und bei 100 °C aufkochen lassen.
2. Die Dinkelflocken dazugeben und 7 Minuten lang auf der Stufe 1 und bei 90°C weichkochen.
3. Nun den Apfel in Stücke schneiden und zusammen mit den Rosinen, den Nüssen und dem Zimt mit in den Thermomix geben.
4. Alles zusammen für weitere 3 Minuten auf der Stufe 1 und im Linkslauf bei 90°C leicht köcheln lassen.
5. Nach der Kochzeit das Porridge in eine Schüssel geben.
6. Die Bananen in Scheiben schneiden und auf dem Porridge verteilen.

Eckdaten

Portionen: 1, Punkte: 11, Zubereitung: 35 Minuten

Mit selbst gemachten frischen und wertvollen Zutaten schmecken deine Diätrezepte nicht nur besonders intensiv und lecker, sie verbessern auch deine Gesundheit und dein Aussehen. Denn schlank alleine genügt ja nicht, du willst doch auch durch deinen jugendlich-sportlichen Körper die schönsten Komplimente hören. Gibt es einen besseren Ansporn? Wohl kaum!

Denn Komplimente tun der Seele gut und motivieren. So fällt es dir leichter, dran zu bleiben und dich für die vor dir liegende Aufgabe zu begeistern. Ist doch tausendmal besser, als sich mit Schokolade, Keksen und Co. Seelentrost zu verschaffen, oder?

Komplimente helfen dir dabei, motiviert zu bleiben. Das ist wichtig, damit du dich jeden Tag an deinen Diätplan und deine Workouts halten kannst. Welche Motivationshilfen es gibt und wie du sie für deine schlanken Pläne wirkungsvoll einsetzen kannst, erfährst du in dem nächsten Kapitel. Bis dahin, schöne Grüße!

11: Was hat Abnehmen mit Motivation zu tun?

Alle Jahre wieder: Spätestens zum Jahresbeginn sind sie wieder da, die guten Vorsätze. Nach den vergangenen Wochen mit Gänsebraten, Weihnachtsgebäck und Konsorten bist du nun voll motiviert und weißt es ganz genau: Diesmal wird es klappen. Das Abo für das Fitness-Studio ist unterschrieben, die Funktionskleidung hängt im Schrank und die Laufschuhe stehen brav vor der Tür.

Dieses Szenario kennen Millionen Deutsche. Doch damit deine Motivation diesmal auch wirklich bis zu deiner Traumfigur führt, möchte ich dir heute die 6 ultimativen Motivationstipps mit auf den Weg geben! Hier die Checkliste, die dich richtig motiviert:

1. Realistische Ziele setzen

Viele Fotos von Models, die du siehst, stammen entweder von jungen Frauen, deren Body Mass Index schon als krankhaft bezeichnet werden kann, oder sie wurden stundenlang am Computer nachbearbeitet.

Wenn alle Menschen in deiner Familie eine breite Hüfte haben, du mehreren Kindern das Leben geschenkt hast und außerdem nur 1,63 m misst, wirst du auch mit der extremsten Diät nicht den Körper von Kate Moss erhungern können. Das wäre ein unrealistisches Ziel.

Was du jedoch sehr wohl kannst, ist, pro Monat 2 Kilos abzunehmen. Diesen Wert sieht auch Professor Ingo Froböse, der Leiter des Zentrums für Gesundheit an der Deutschen Sporthochschule in Köln, für realistisch an. Doch verzage nicht, wenn auch einmal der ein oder andere Monat dabei ist, an dem du das nicht geschafft hast. Immerhin ist dein Körper ein hochkomplizierter lebender Organismus und keine Maschine.

2. Stärke dein Ich

Glaube an dich und an deinen Traum. Sage dir Sätze wie: *„Ich will das erreichen und ich werde das erreichen!"*. Damit stärkst du dein Ego enorm und gibst dir einen Power-Schub, wenn deine Stimmung einmal im Keller sein sollte.

3. Übe dich in positivem Denken

Dabei geht es nicht darum, leeren Träumen hinterherzuhängen. Doch freue dich über jeden kleinen Fortschritt. Feiere ihn und fühle den Stolz in dir.

Hast du dich an einem Tag nicht an den vorgegebenen Plan gehalten, dann mach dir keine Vorwürfe. Genieße lieber, was du genascht hast, und hake das Thema dann ab. Danach kannst du dich wieder auf dein Ziel konzentrieren und nach vorne schauen.

4. Hab Spaß an deiner „Operation Traumkörper"

Sicher, ein Ziel zu erreichen, kann auch mal schwer werden, auch wenn dieses Ziel heißt „dich leichter fühlen". Damit du Erfolg haben kannst, musst du Geduld und Freude an dem haben, was du tust. Lass deiner Seele und deinem Körper Zeit, sich an die neue Situation zu gewöhnen. Abnehmen ist kein Leistungssport.

5. Iss lieber seltener als weniger

Die neuesten Erkenntnisse auf dem Gebiet des Abnehmens deuten darauf hin, dass es sinnvoller ist, zwischen den Mahlzeiten mindestens 4 Stunden verstreichen zu lassen. Ab dieser Zeitspanne beginnt der Körper mit der Fettverbrennung.

Sollte dich der kleine Hunger zwischendurch kalt erwischen, versuche ihn, mit ein oder zwei großen Gläsern kaltes Wasser wieder zu beruhigen. Auch ein Tee oder Kaffee kann dich über die Zeit retten, dazu vertreiben sie auch noch die geschmackliche Langeweile.

6. Mach, was zu dir passt

Ernährungskonzepte gibt es zuhauf. Wähle für dich genau das, was in dein Leben und zu deinen Vorlieben passt. Auch wenn du auf Bewegung und Sport setzen möchtest, ist es wichtig, das zu tun, was dir Spaß macht. Nur so schaffst du es auf Dauer durchzuhalten.

7. Nutze Motivationskarten

Bereite dir gleich deine Motivationskarten vor und hänge sie dir so auf, dass du sie gut im Blick hast. In deiner Handtasche kannst du auch deine Lieblings-Motivationskarte verwahren, so kannst du sie immer dann zur Hand nehmen, wenn du ein paar gute Worte brauchen kannst. Einige Sprüche findest du am Ende dieses Kapitels.

Du greifst im Supermarkt oft zu Light-Produkten in der Hoffnung deiner Figur etwas Gutes zu tun? Dass diese Taktik nicht aufgeht, erfährst du in dem nächsten Kapitel.

MOTIVATIONSKARTEN ERSTELLEN

Schreibe dir deinen Lieblingsspruch auf ein Blatt Papier und bewahre das Papier so auf, dass du es immer dann zur Hand nehmen kannst, wenn du ein paar gute Worte brauchen kannst.

„Dein Erfolg beginnt in dem Moment, in dem du startest."

„Chancen sind wie Sonnenaufgänge: Wer zu lang wartet, verpasst sie."

„Wer etwas will, findet Wege. Wer etwas nicht will, findet Ausreden."

„Der eine Tag, der alles in deinem Leben verändern kann, beginnt jeden Morgen neu."

„Das Leben ist wie Fahrradfahren: Um die Balance zu halten, musst du in Bewegung bleiben."

„Was auch immer dein Problem ist, du wirst die Lösung nicht in deinem Kühlschrank finden."

„Es wird nicht leichter. Du wirst besser."

„Wenn du an etwas zweifeln möchtest, dann an deinen Grenzen!"

„Gewinner tun, was Verlierer nicht tun wollten."

„Es ist egal, wie langsam du vorankommst. Du überrundest noch immer jeden auf dem Sofa."

12: Machen Zero-Produkte fett?

Wie du den Dickmachern mit dem Thermomix ein Schnäppchen schlägst

Schon im ausgehenden 19. Jahrhundert wurde mit dem Saccharin der erste künstliche Süßstoff entwickelt. Da damals Zucker noch als Luxusartikel galt, den sich nur besser Gestellte leisten konnten, galt Saccharin schon bald als Zuckerersatz für Arme.

Warum man irgendwann auf die Idee kam, diese Süßmittel als Zusatzstoffe für Fertiglebensmittel und Limonaden zu verwenden, liegt daran, dass diese Stoffe teilweise nicht vom Körper verstoffwechselt werden können und somit aus der Kalorienbilanz fallen. Auch die extreme Süßkraft dieser Stoffe machte sie schnell für die Industrie attraktiv. Sehr wenige, der verhältnismäßig billig herzustellenden Stoffe, genügen schon, um die Süßkraft von Zucker zu ersetzen.

Mit den einsetzenden Abnehmwellen, nach dem Ende der Wirtschaftswunderzeit, begannen findige Werbeagenten damit, die mit künstlichen Süßungsmitteln versetzten Produkte als teure Diät- und Light-Produkte zu verkaufen.

Ein absoluter Geniestreich: ein Produkt, das billiger herzustellen ist als das Original und sehr viel intensiver süßt, so dass teilweise ein Tausendstel der Zuckermenge schon genügt, um einen deutlich süßeren Geschmack zu erzeugen, als er mit Zucker erreicht werden würde.

Kein Wunder, dass schon bald damit begonnen wurde, die Produktpalette kräftig auszubauen und auch dort Süßungsmittel einzusetzen, wo sie kaum ein Mensch vermuten würde. Die wenigsten Verbraucher machen sich eine Vorstellung davon, wo und wie viel der künstlich hergestellten und zulassungspflichtigen Stoffe in ihren Lebensmitteln wie Wurst-, Käse und Backwaren, Süßspeisen und Getränken enthalten sind.

Welch ein Glück für die Hersteller von Fertignahrung, dass schon in den 70er Jahren des vergangenen Jahrhunderts in den USA eine weitere Ernährungslawine losgetreten wurde: die Low Fat Bewegung. Kaum in aller Munde, begann man auch schon in den Labors damit, Fettersatzstoffe und Fettaustauschstoffe zu entwickeln, damit die armen, fettverwöhnten Menschen weiterhin den geliebten Eindruck erleben durften, sie würden große Menge Fette zu sich nehmen.

Eiscreme, Backwaren, Riegel und selbst Käsepizzas kann man in den USA heute mit Fettersatzstoffen kaufen, in Europa sind diese übrigens verboten. Bei uns kann die Industrie allerdings in ihren Light-Produkten Fettaustauschstoffe verwenden. Diese sind keine künstlichen Fette, sondern aus Kohlenhydraten oder Eiweißen hergestellte Ersatzstoffe. Sie findet man in Eiscreme, Mayonnaisen und anderen Saucen und Süßspeisen.

Doch ist dir an dieser Aufstellung etwas aufgefallen? Seit der Einführung dieser Stoffe, steigt der Anteil an übergewichtigen Menschen in der Bevölkerung immer mehr. In den USA, dem Land, in dem die Light- und später die Zero-Welle besonders lange und hoch schwappten, sind inzwischen 27,7 % der Bevölkerung mit einem BMI von über 30 fettleibig. Dazu muss man noch weitere 35% der Bewohner zählen, die als übergewichtig gelten, da sie einen BMI von 25-30 vorweisen können. Das bedeutet, dass dort mit mehr als 60% die Mehrheit der Menschen zu viel wiegt. Dick ist dort das neue Normale.

Das kann kein Zufall sein. Das dachten sich auch die Forscher um Richard Hoden vom Massachusetts General Hospital in den USA. In dem Fachjournal „Applied Physiologe, Nutrition and Metabolismus" haben sie 2017 ihre Forschungsergebnisse zu dem Thema bekanntgegeben. An Mäusen konnten die Wissenschaftler nachweisen, dass der Süßstoff Aspartam, einer der weltweit am häufigsten verwendeten Süßstoffe, ein Enzym im Magen blockiert, das sich „Intestinale Alkalische Phosphatase" (IAP) nennt. Dieses Enzym wird im Dünndarm gebildet.

Es war schon länger bekannt, dass IAP erfolgreich Fettleibigkeit, Diabetes und das Metabolische Syndrom verhindern kann. Es ist also wichtig, damit wir schlank und gesund bleiben können!

Das Aspartam zerstört das IAP zwar nicht direkt. Es zersetzt sich aber im Magen, wodurch Phenylalanin entsteht. Dieses schaltet dann allerdings das wichtige IAP aus.

Doch was heißt das für dich?

Am besten verzichtest du auf alle Light- und Zero-Produkte! Stelle dir stattdessen lieber im Thermomix schnell und einfach leckere Säfte, Smoothies, Müslis und andere Mahlzeiten her. Denn hier kannst du selbst bestimmen, was in dein Essen kommt.

Denn eins ist sicher: **Geschmack braucht keine künstlichen Stoffe!**

Einige Beispiele für natürliche Geschmacks-explosionen:

BANANEN-SPINAT SMOOTHIE

Zutaten:

- 2 Bananen
- 1 Handvoll Spinat
- 100g Buttermilch

Zubereitung:

1. Die Bananen schälen und in groben Stücken für 8 Sekunden auf der Stufe 5 in den Thermomix geben.
2. Nun den Spinat und die Buttermilch hinzugeben und alles 1 Minute lang auf der Stufe 10 pürieren.

Eckdaten

Portionen: 1, Punkte: 1, Zubereitung: 5 Minuten

HAFERFLOCKEN-BANANEN SHAKE

Zutaten:

- 2 Bananen
- 50g Haferflocken

- 350ml Milch, fettarm
- 1 TL Zimt

Zubereitung:

1. Schäle zunächst die Bananen und gib diese, in groben Stücken, in den Thermomix.
2. Gib nun die restlichen Zutaten hinzu und mix alles 6 Sekunden lang auf der Stufe 4 zu einem Shake.

Eckdaten

Portionen: 1, Punkte: 12, Zubereitung: 5 Minuten

Wenn du einmal eine Mayonnaise im Thermomix herstellen möchtest, bei der du komplett auf Öl verzichten kannst, dann versuche es mit folgendem Rezept:

<u>Natürliche Mayonnaise</u>

Zerkleinere zunächst ein hart gekochtes Ei auf Stufe 8. Ist dies erledigt, gibst du 250 g Magerquark dazu. Lasse weiter rühren und gib durch die Öffnung des Deckels die Würze zu. Das sind 2 EL Dijon Senf, eine gute Prise Salz, eine Prise Pfeffer, nach Belieben etwas Curry (vor allem, wenn du die Sauce später zu einer Rosa Sauce weiterverarbeiten möchtest, schmeckt das sehr lecker), sowie einige Spritzer Zitronensaft. Lass das Ganze auf Stufe 6 weiter rühren, bis es die gewünschte Konsistenz hat, und schmecke noch einmal alles ab. Guten Appetit.

Damit du einen Vergleich hast: Eine handelsübliche Mayonnaise enthält pro 100 g etwa 75 g reines Fett. Mit den Zutaten aus dem Rezept erhält du etwas mehr als 300 g Mayonnaise, die auf die Menge nur etwa 30 g Fett enthält. Diesen stehen bei der gleichen Menge „normaler" Mayo immerhin 225 g Fett gegenüber. Wenn das kein Grund ist, deinen Thermomix in Gang zu setzen!

Wenn du immer auf dem Sprung bist und dir deshalb bisher kaum Zeit zum Kochen genommen hast, wird dich das nächste Kapitel interessieren. Denn dort erfährst du, warum gerade die schnellen und bequemen Fertiggerichte deine Figur ruinieren.

13: Warum Du auf Fertigprodukte verzichten solltest und es mit dem Thermomix auch kannst

Convenience heißt das Schlagwort, mit dem sich wunderbar Geschäfte machen lassen. Convenience kommt aus dem Englischen und heißt so viel wie Bequemlichkeit – und der Name ist hier Programm. Bequem soll es sein. Das Einkaufen, das Zubereiten, das Essen. Dass es dann dafür deutlich mehr kostet, nun gut, das nimmt man eben in Kauf. So konnten Pizza, Mikrowellenmenü, Burger, Currywurst, Riegel und Co. ihren Siegeszug über den Planeten antreten.

Doch leider ist das meiste, was sehr bequem ist, nicht gerade gesund, und genauso verhält es sich auch mit den schnellen Happen für zwischendurch. Denn die meisten Fertigprodukte haben es ganz schön in sich. Zucker zum Beispiel, Salz, Konservierungsstoffe, künstliche Geschmacksverstärker, tierische Fette und noch viele andere Feinde einer guten Figur und unserer Gesundheit. Sie sind für viele Menschen dadurch ein erster Schritt in ein Leben mit schlechten Ernährungsgewohnheiten.

Denn Vitamine, Ballaststoffe und wertvolle Vitalstoffe? Fehlanzeige! Die suchst du in Fertigprodukten vergeblich. Doch um deine Verdauung und deinen Stoffwechsel in Schwung zu halten und deinen Körper sinnvoll zu ernähren, brauchst du gerade all das, was dir frische, traditionelle Lebensmittel bieten können, Fertigprodukte allerdings nicht. Dafür trumpfen sie auf mit einer hohen Energiedichte, sprich vielen Kalorien, und der Versuchung, sie eben schnell im Vorbeigehen in sich hineinzuschlingen. Doch lange vorhalten tun solche Gerichte nicht, das können sie auch gar nicht bei ihren Inhaltsstoffen - der Heißhunger ist praktisch vorprogrammiert.

Damit schließt sich der Teufelskreis und du zahlst für deine Bequemlichkeit mit sehr teurer Münze. Einmal im übertragenen Sinne, weil deine Figur und deine Gesundheit mit großer Wahrscheinlichkeit in kürzester Zeit darunter leiden werden, aber auch wortwörtlich, denn selber kochen ist in jedem Falle günstiger.

Als Dickmacher ist auch der in vielen Fertigprodukten enthaltene Geschmacksverstärker Glutamat verschrien. Denn dieses Salz und auch andere Zusatzstoffe und Aromen werden Fertiggerichten häufig zugesetzt, um den Geschmack und die Qualität der Produkte auf einem Niveau zu halten. So sind diese Stoffe in Tütensuppen, Brühwürfeln, Knabberzeugs und vielen anderen Produkten enthalten. Glutamat regt unseren Appetit an und verleitet uns dazu, viel mehr zu essen, als wir eigentlich möchten. Oder fällt es dir leicht, eine Tüte Chips nach wenigen Happen wieder wegzulegen?

Doch was passiert noch durch intensive Aromen und Geschmacksverstärker? Unser Geschmackssinn verändert sich und wir verlieren das Gefühl für Geschmacksnuancen. Echter, frisch gepresster Orangensaft scheint plötzlich zu sauer oder irgendwie „nicht richtig" zu schmecken, so dass die lieben Kleinen lieber zu dem stark gesüßten Nektar aus dem Supermarkt greifen.

Doch echte, gute Ernährung kann man lernen und Gerichte selbst zuzubereiten macht sogar noch Spaß. Dazu kommt, dass du mit deinem Thermomix auch auf Vorrat zubereiten kannst, so dass du immer deine eigene „gekörnte Gemüsebrühe", den Tomatenketchup, die Mayonnaise oder sonstige Leckereien im Haus haben kannst.

Probiere es doch selbst einmal aus! Schneller und müheloser als mit dem Thermomix geht es nicht. Du kannst in dem Küchenhelfer mit ein paar Handgriffen die herrlichsten Saucen, Eiscremes, Dressings, Suppen, Salate, Backwaren und Aufstriche zaubern und nur du bestimmst, was da hineinkommt. Du kannst dabei hochwertige Fette, langkettige und damit wertvolle Kohlenhydrate und beste Eiweiße verwenden – du bestimmst.

Hier einige Beispiele:

NATÜRLICHES BANANENEIS

Zutaten:
- 2 Bananen, gefroren
- 50ml Mandelmilch
- Toppings, nach Wahl

Zubereitung:
1. Gib zunächst die Bananen, welche du zuvor in Stücke geschnitten und eingefroren hast, in den Thermomix.
2. Gib nun die Mandelmilch hinzu und mix alles 10 Sekunden lang auf der Stufe 10, um die Bananen zu pürieren.
3. Gib das cremige, aber dennoch feste, Bananeneis in ein Schälchen und gib nach Bedarf Nüsse, Rosinen, Trockenobst, etc. oben drüber.

Eckdaten
Portionen: 1, Punkte: 1, Zubereitung: 5 Minuten

AVOCADO-DATTEL DIPP

Zutaten:
- 2 Datteln, ohne Kern
- 1 Avocado
- ½ Sharon
- 1 TL Curry
- ½ TL Kräutersalz

Zubereitung:
1. Gib die Datteln 8 Sekunden lang auf der Stufe 8 in den Thermomix.
2. Nun gibst du die restlichen Zutaten mit hinzu und mixt alles 10 Sekunden lang auf der Stufe 5.

Eckdaten
Portionen: 1, Punkte: 14, Zubereitung: 5 Minuten

ERDBEER-MINZE SHAKE

Zutaten:

- 150g gefrorene Erdbeeren
- 600ml Milch, fettarm
- 12 Blätter frische Minze

Zubereitung:

1. Gib die gefrorenen Erdbeeren in den Thermomix und pürier sie 30 Sekunden lang auf der Stufe 10.
2. Anschließend schiebst du die Erdbeermasse mit dem Spatel nach unten und gibst die restlichen Zutaten hinzu.
3. Mix nun alles nochmal 20 Sekunden lang auf der Stufe 10.

Eckdaten

Portionen: 2, Punkte: 12, Zubereitung: 5 Minuten

Die 12 Funktionen des Thermomix sorgen dafür, dass alle frischen Zutaten Figur-freundlich verarbeitet werden. Dazu kann er wiegen, schlagen, rühren, vermischen, emulgieren, kneten, zerkleinern, mahlen/schroten, kontrolliert erhitzen, dampfgaren und kochen. Ein wahres Allround-Talent also, das dir vom ersten Tag an Freude macht, selbst wenn du bisher noch gar nicht kochen konntest!

Und es gibt wirklich ganz schnelle Gerichte, die auf alle Fälle schneller als jeder Lieferservice sind. Meist brauchen sie auch kaum länger als ein Fertigprodukt aus dem Supermarkt. Du hast aber die Genugtuung, dein eigenes Essen selbst zubereitet zu haben und zu wissen, dass alle Zutaten figurfreundlich, gesund und frisch sind.

Der Thermomix macht es dir einfach, genau den Ernährungsstil umzusetzen, für den du dich entschieden hast. Eine riesengroße Auswahl an Rezepten, die speziell auf den Thermomix zugeschnitten ist, macht es möglich. Ganz gleich, ob kalorienreduziert, Low Fat, Low Carb, Vegetarisch, Vegan, Leicht und Lecker, Monodiät oder sonst eine andere Ernährungsform. Mit dem Multitalent aus deiner Küche ist dass alles fix und leicht umgesetzt. Auch wenn du bisher kein Held in der Küche warst.

Abnehmen besteht jedoch nicht nur aus essen und schlemmen. Sorge zusätzlich dafür, dass du dich ausreichend und vor allem richtig bewegst. Warum Abnehmen und Sport zusammen gehören wie Tag und Nacht, erfährst du in meinem nächsten Kapitel.

14: Abnehmen und Sport - ein gutes Team

Crashdiäten bringen in ganz kurzer Zeit einen verhältnismäßig großen Gewichtsverlust. Doch ist es auch die Zeit, die der Knackpunkt dieser Diäten à la Monodiät und Konsorten ist. Denn sie reduzieren die Nahrungsaufnahme derart, dass du sie nur höchstens für 14 Tage durchführen kannst, da du sonst Gefahr läufst, deinen Körper zu schädigen.

Hast du ein großes Ziel, willst du also viele Kilos verlieren und vor allem: **willst du das erreichte Gewicht auf Dauer halten**, dann sind deine Aussichten am besten, wenn du regelmäßig Sport treibst und gleichzeitig kalorienreduziert isst.

Das dauert dann zwar länger als eine Blitzdiät, ist aber deutlich gesünder und die Gefahr, dass ein Jojo-Effekt eintritt, ist erheblich geringer.

Wissenschaftler haben herausgefunden, dass ein Kilogramm Körperfett einem Energiegehalt von 7000 kcal entspricht. Schaffst du es, einen Monat lang täglich auf 200 kcal beim Essen zu verzichten, und treibst zusätzlich dreimal die Woche so viel Sport, dass du weitere 300 kcal verbrennst, dann kannst du, rein rechnerisch, in diesem. Monat 1,4 kg Körpergewicht verlieren. Rechnest du dies auf ein Jahr hoch, kommst du auf mögliche 16,8 kg Gewichtsverlust. Das ist doch eine ganze Menge, oder? Und das bei lediglich 200 kcal täglich, das in etwa einem Schokoriegel entspricht.

Doch was gibt es beim Sport zu beachten? In erster Linie, dass du ihn regelmäßig und dauerhaft betreibst. Dazu musst du Spaß am Sport haben. Es bringt dir nämlich nichts, wenn du jedes Mal einen regelrechten Kampf mit deinem inneren Schweinehund ausfechten musst, bevor du zum Sport gehst. Da ist es besser, du wählst dir den Sport nach deinen Neigungen aus. Sicher, Joggen und laufbetonte Sportarten wie Squash lassen dich schnell schwitzen und die Pfunde purzeln, aber wenn du am Laufen keinen Spaß hast, dann sind diese Sportarten nicht das Richtige für dich.

Vielleicht hast du stattdessen Spaß am Tanzen? Heißer Rockabilliy, Samba, Chacha, Zumba und viele andere rhythmische Sportarten bringen deinen Stoffwechsel auch schnell in Schwung. Salsa kann mit etwa 150 kcal pro 1/2 Stunde aufwarten, während es Zumba schon auf rund 200 kcal schafft.

Vielleicht möchtest du auch mit Judo eine „sanfte" Kampfkunst erlernen, die bei ihrem Kalorienverbrauch allzu sanft nicht sein kann. Denn genau wie Karate und andere Kampfkünste schlägt Judo mit beachtlichen 390 kcal in der halben Stunde zu Buche. Dies verwundert nicht, wenn man den Athleten bei ihrem Ganzkörper-Sport zuschaut.

Das Schöne am Sport ist, dass nicht nur im Training selbst, sondern dank des so genannten „Nachbrenn-Effekts" auch noch mehrere Stunden nach dem Training der Körper deutlich mehr Energie verbraucht als an sportfreien Tagen. Da formt der Körper neue Zellen, repariert alte und verletzte und hält den Stoffwechsel in den Zellen hoch.

Damit der Verbrenn-Effekt möglichst groß ist und vor allem lange genug anhält, lässt du dich bei der Intensität am besten von deiner Atmung leiten. Wenn du dich beim Sport nicht mehr unterhalten kannst, weil dir die Luft dazu fehlt, wirst du das Tempo nicht über den gewünschten Zeitraum durchhalten können. Dementsprechend solltest du die Intensität besser etwas drosseln.

Im Anschluss an deine Sporteinheit solltest du deinem Körper eine Mahlzeit gönnen, die Protein-lastig ist.

Dazu benötigst du 170 g Magerquark, eine Banane, 400 ml Milch, einen Esslöffel Honig sowie 3 Esslöffel geraspelte Mandeln. Gib zunächst die Mandeln in den Mixtopf und stelle sie für 10

Sekunden auf die Stufe zehn, so werden sie schnell und gleichmäßig zerkleinert. Danach einfach den Magerquark in den Topf füllen. Hier hilft dir die Wiegefunktion. Die Milch, die Banane und den Honig hinterher und alles erneut für 10 Sekunden auf Stufe 10 mixen.

Dieser Shake enthält stolze 23 g Eiweiß, was deinem Körper nicht nur beim Abbau von Fett hilft, sondern ihm vor allem hochwertige Aminosäuren bietet, die dieser zum Aufbau von Muskeln benötigt. Lass es dir schmecken!

Wenn Sport so viele Kalorien verbrennt, müsste es doch ausreichen, wenn man isst wie bisher und dabei einfach jeden Tag Sport macht. Stimmt das? Erfahre es in meinem nächsten Kapitel.

Checkliste der besten Sportarten zum Abnehmen:

Bitte beachte, dass dir die Werte in der Tabelle nur als Richtlinie dienen können. Denn die genaue Kalorienzahl, die du mit der Sportart verbrennen kannst, hängt auch von deinem Alter, deiner Kondition, deiner Muskelmasse und deinem Geschlecht ab.

In 30 intensiven Minuten dieser Sportart:	bei 60 kg Körper-gewicht	bei 80 kg Körper-gewicht
Basketball/Handball/Fußball	400 kcal	460 kcal
Seilspringen	400 kcal	460 kcal
Judo/Karate	390 kcal	455 kcal
Squash/Paddel	382 kcal	509 kcal
Joggen	304 kcal	405 kcal
Schwimmen	292 kcal	389 kcal
Ski-Langlauf	257 kcal	343 kcal
Rad fahren	250 kcal	321 kcal
Fußball	238 kcal	317 kcal
Inline-Skaten	216 kcal	288 kcal
Rudern	198 kcal	264 kcal
Tennis	196 kcal	262 kcal
Zumba	189 kcal	252 kcal
Nordic Walking	182 kcal	242 kcal
Ski Alpin	176 kcal	235 kcal
Badminton	175 kcal	233 kcal
Krafttraining / Fitnessstudio	167 kcal	222 kcal
Wandern	166 kcal	221 kcal
Golf	153 kcal	204 kcal
Tischtennis	112 kcal	149 kcal
Bowling	85 kcal	113 kcal
Yoga	74 kcal	98 kcal
Pilates	72 kcal	96 kcal

15: Sport statt Diät – kann das klappen?

Du bewegst dich gerne, hast aber keine Lust und keine Zeit, deine Essgewohnheiten zu verändern? **Kannst du durch Sport alleine auch abnehmen?** Die Vermutung liegt nahe, dass es genügen sollte, einfach den Leistungsumsatz zu erhöhen, also mehr Kalorien zu verbrennen, um dann fleißig abnehmen zu können.

Überraschenderweise haben amerikanische Wissenschaftler jüngst eine Studie durchgeführt, die zu anderen Ergebnissen gekommen ist. Forscher der Arizona University in Phoenix untersuchten an 81 freiwilligen übergewichtigen Frauen, ob diese allein durch drei wöchentliche Trainingseinheiten zu 30 Minuten auf dem Laufband abnehmen würden.

Die Wissenschaftler erhoben zu Beginn der Studie alle wesentlichen Werte der Damen und erklärten ihnen, die Studie bezöge sich nur auf ihre Ausdauer. Sie bräuchten ihre Essgewohnheiten also nicht zu verändern. Jeweils nach einem Monat ermittelten sie die körperlichen Werte wie Gewicht, BMI-Wert, Maße, Körperfett- und Muskelmasseanteil. Nach 3 Monaten kamen sie zu überraschenden Ergebnissen.

Bei einem Teil der Probandinnen hatte sich nicht nur die körperliche Leistungsfähigkeit deutlich verbessert, sie hatten auch bis zu 11,8 kg an Körpergewicht verloren. Doch leider waren diese Frauen ganz klar deutlich in der Minderheit. Denn die meisten getesteten Frauen nahmen deutlich zu, bis zu 5 kg! Erstaunlicherweise nahmen sie dieses Gewicht auch nicht als Muskelmasse zu, sondern tatsächlich als Fettmasse.

Es war ganz klar zu erkennen, dass jede der Frauen sehr individuell auf das Training reagierte. Dabei waren auch keine Regelmäßigkeiten zu erkennen, was einen gemeinsamen Ausgangswert betroffen hätte. Man konnte also auch nicht sagen, dass Frauen mit mehr oder weniger körperlicher Ausgangsfitness oder Übergewicht sich gleich verhalten hätten. Deshalb nahmen die Forscher an, dass die Frauen, die zugenommen hatten, sich außerhalb des Studios weniger bewegt und sich auch mehr Essen „gegönnt" hatten. Frei nach dem Motto: „Jetzt, da ich Sport mache, kann ich kräftiger zulangen!"

Deshalb empfehlen die Wissenschaftler Sportanfängern, die abnehmen möchten, sich spätestens nach den ersten vier Wochen auf die Waage zu stellen. So kannst du erkennen, wie du selbst auf den Sport reagierst. Hast du bis dahin noch nicht abgenommen oder gar zugenommen, solltest du jetzt mit einer Ernährungsumstellung beginnen. Dann ist es auch sinnvoll, dir Gedanken darüber zu machen, was aus deinen sonstigen Bewegungseinheiten außerhalb des Trainings geworden ist.

Auch hierbei kann dir wieder ein Abnehm-Tagebuch helfen. Am besten beginnst du schon etwa zwei Wochen vor deinem Trainingsstart damit, alles dorthin einzutragen, was im Bezug zu deinem Körpergewicht steht:

- Dein Ausgangsgewicht
- Deine Körpermaße (Brust, Taille, Hüfte/Po. Oberschenkel)
- Deinen Körperfettanteil
- Deine Ziele
- Den Zeitraum, über den du diese Ziele erreichen möchtest
- Eventuell zwei oder mehrere Fotos von dir, die den Vorher-Nachher Effekt belegen

- Für jeden Tag eine Aufstellung, was du genau gegessen und getrunken hast
- Wenn deine Emotionen bestimmen, wie und vor allem wie viel du isst, solltest du auch über den Tag notieren, wie du dich wann gefühlt hast. Vor allem, wenn große Emotionen deine Mahlzeiten mitbestimmt haben.
- Auch dein Bewegungspensum solltest du in deinem Abnehmtagebuch festhalten. Treppen zur Arbeit hochgestiegen/Fahrstuhl genommen, mit dem Rad zum Einkaufen gefahren, Spaziergang mit dem Hund, etc.
- Wenn du eine Kalorien-reduzierte Diät machen möchtest, kannst du auch die zu dir genommenen Kalorien und deinen Leistungsumsatz notieren.
- Wasser-/Trinkmenge
- Dazu Aufsteh- und Schlafenszeit

Wichtig ist, dass du die ersten vierzehn Tage noch überhaupt nichts an deinen Gewohnheiten und deinem Essverhalten änderst. Auch Ehrlichkeit ist unbedingte Voraussetzung, dass das Ganze klappt. Nur so, hast du eine realistische Übersicht, was sich seit deinem Sportprogramm verändert hat.

HIIT-Workout

Eine besonders effektive Trainingsmethode, mit der du mit sehr wenig Zeitaufwand viel für Fitness und schlanke Linie tun kannst, ist das so genannte HIIT-Workout (High Intensity Intervall Training). Es besteht aus eigentlich einfachen Übungen, die du überall ausführen kannst. Du brauchst dazu weder Geräte noch ein Studio. Dabei reihen sich hochintensive Belastungsphasen aneinander, die von kurzen Erholungsphasen unterbrochen sind. So regst du deinen Stoffwechsel sehr intensiv an und dein Körper verbrennt noch Energie, auch wenn das kurze Training schon lange vorbei ist. Einige Übungen habe ich am Ende dieses Kapitels aufgelistet.

Um die Fettverbrennung nach dem Training und vor allem über Nacht zu optimieren, solltest du **nach dem Training eine proteinreiche Mahlzeit** zu dir nehmen. Das kann zum Beispiel so aussehen:

Fischsoufflé zum fit werden

Dazu benötigst du 500 g Kabeljau, 150 g Magerquark, 3 Eiklar und 2 Eigelb, 1 Esslöffel Naturjoghurt, Salz und Pfeffer zum Abschmecken. Zunächst kannst du deinen Backofen auf 200 °C vorheizen (Keine Umluftfunktion nutzen, da es durch den Windzug zusammenfallen würde). Setze in deinen Mixtopf den Schmetterlingsrührer ein. Nun die Eiklar in den Mixtopf geben und auf Stufe 4 für 2 Minuten steif schlagen. Gib den Eischnee in eine separate Schüssel. Nun den Fisch, die Eigelb, den Quark, den Joghurt und die Gewürze in den Mixtopf füllen. Vermische die Zutaten für 15 Sekunden auf Stufe 4. Fülle nun die Fischmasse in eine Auflaufform und hebe vorsichtig den Eischnee unter. Anschließend alles ca. 35-40 Minuten goldbraun backen. Dazu passt ein frischer Salat. Wenn du keinen Backofen hast, kannst du die Masse auch nach und nach in der Pfanne bei geschlossenem Deckel, wie ein Omelett, ausbraten. Achte darauf, nur geringe Mengen Öl hierfür zu verwenden.

Sport kann also helfen, um deine Figur schöner und auch schlanker zu machen. Doch leider tappen viel zu viele Menschen immer wieder in die Sportfalle. Damit dir das nicht passiert, zeige ich dir im nächsten Kapitel die größten Irrtümer zum Abnehmen mit Sport auf. Reinschauen lohnt sich also wieder!

DEIN 7 MINUTEN HIIT WORKOUT

Mache jede Übung 30 Sekunden lang mit einer sehr hohen Intensität. Danach ruhst du dich 10 Sekunden lang aus. Das komplette Programm wiederholst du insgesamt dann 3 Mal.

1. **Übung: Hampelmänner** (den kennst du sicher noch aus deiner Schulzeit, Beine öffnen und Arme hoch, springe und schließe dabei die Beine und nimm die Arme gleichzeitig herunter)
2. **Übung: Wandsitz** (beim Wandsitz lehnst du dich mit geradem Rücken gegen eine Wand und gehst so lange nach unten, bis deine Oberschenkel waagerecht stehen. Halte diese Position über die 30 Sekunden) in die Liegeposition, mit dem Gesicht nach unten. Nun stützt du dich mit den Händen oder Fäusten direkt neben dem Körper in Höhe deiner Ellenbogen auf dem Boden ab und drückst deinen geraden Körper nach oben, bis die Arme gestreckt sind. Anschließend beugst du die Arme wieder, bis der Körper, immer noch waagerecht, wenige Zentimeter über dem Boden ist, Ohne dich abzulegen, drückst du dich immer wieder nach oben)
3. **Übung: Crunches** (Eine Abwandlung der klassischen Sit-Ups, die stärker den Bauchmuskel trainiert. Dazu legst du dich auf den Rücken, nimmst die Hände neben den Kopf und nimmst deinen Kopf so hoch, bis du mit deinem Körper eine C-Kurve erkennen kannst. Halte einen Augenblick die Position, bevor du wieder in die Ausgangssituation zurückgehst. Ohne ganz abzulegen, beginnst du gleich wieder mit dem Crunch.)
4. **Übung: Chair Step-Ups** (Für diese Übung benötigst du ein Podest oder einen Stuhl. Stelle dich vor diesen und nehme die Hände in die Hüfte. Drücke dich nun mit dem Bein in die Höhe, das auf der Sitzfläche aufsteht. Bringe dich in die komplette Standposition auf dem Stuhl, bevor du wieder eines nach dem anderen, die Beine hinunter bringst. Stehst du mit dem rechten Bein auf dem Stuhl, geht auch dieses zuerst wieder herunter. Der nächste Stepup beginnt dann mit dem anderen Bein.)
5. **Übung: Squats** (Auch diese Übung ist für die Beine gedacht. Dazu stellst du dich schulterbreit hin. Senke den Körper ab, indem du die Knie beugst. Achte darauf, dass dein Körper nach hinten geht und nicht die Knie nach vorne.)
6. **Übung: Triceps Dips** (Da der Stuhl schon einmal da ist, wird er auch für diese Übung verwendet. Stütze dich mit beiden Händen ganz vorne an der Sitzfläche ab, dabei sind deine Hände hinter dem Körper. Du schiebst deinen Körper zunächst so nach vorne, dass er den Stuhl nur noch mit den Händen berührt. Beuge nun deine Ellenbogen, indem du den Körper nach unten bringst und drücke dich danach wieder nach oben.)
7. **Übung: Planks** (gehe in die Bauchlage und setze deine Unterarme direkt neben deinem Körper auf den Boden ab, so dass die Ellenbogen genau unter den Schultern stehen. Schiebe deinen Körper nach oben, so dass er ganz gerade in der Luft steht. Halte die Position die 30 Sekunden in dieser Position.)
8. **Übung: High Knees** (bei dieser Übung läufst du auf der Stelle und bringst dabei die Knie schön in die Höhe)
9. **Übung: Lunges** (Gehe zunächst in einen Ausfallschritt, achte darauf, dass die Füße beider Beine direkt nach vorne schauen. Gehe nun in die Beuge, bis das hintere Knie etwa 5 cm über dem Boden steht. Nach der Hälfte der Zeit kannst du die Beine schnell wechseln. Alternativ kannst du die Lunge abwechselnd mit dem einen und dann dem anderen Bein machen.)
10. **Übung: Push-Up Rotations** (Diese Übung ist eine Abwandlung der Standart Push-Ups. Dazu startest du in der Bauchposition. Drücke dich mit den Armen in die Höhe, bis sie gestreckt sind.

Nun nimmst du einen Arm gestreckt in die Höhe, bis er senkrecht steht. Dabei drehst du aus der Hüfte den kompletten Körper in die gleiche Richtung.)

11. **Übung: Side Plank** (Für diese Abwandlung der Standard Planks begibst du dich in die Seitenlage und stützt dich auf dem unteren Unterarm ab. Drücke nun deinen Körper so in die Höhe, dass dein kompletter Körper eine harmonische Schräglage einnimmt. Der Körper ist dabei ganz gerade. Halte diese Position über die 30 Sekunden.)

16: Die 10 größten Irrtümer zum Thema Abnehmen mit Sport:

Tappe nicht in die Sportfalle!

Sport kann ein wunderbarer Verbündeter auf dem Weg zu einer schlanken Figur sein. Doch gibt es allerhand falsche Informationen und Halbwissen zu diesem wichtigen Thema. Damit du nicht in die Sportfalle tappst, möchte ich für dich heute die wichtigsten Irrtümer klären. So kannst du nicht nur deine Fettverbrennung wunderbar auf Touren bringen, sondern auch deine Fitness und deine Gesundheit dauerhaft verbessern.

Irrtum Nr. 1: Je schneller mein Puls, desto schneller arbeitet die Fettverbrennung

Diese Annahme ist falsch! Denn um die Fettverbrennung zu optimieren, solltest du darauf achten, dass dein Puls dauerhaft bei etwa 130 Schlägen pro Minute bleibt. Das kannst du zum Beispiel mit einem leichten Ausdauertraining erreichen, je nach deinem persönlichen Fitnesszustand. Je trainierter du nämlich bist, desto niedriger ist auch dein Ruhepuls.

Schaffst du es, deine Belastung ca. 30 Minuten auf diesem Level zu halten, dann beginnt dein Körper damit, sich bis zu 80% der benötigten Energie aus deinen Fettreserven zu holen.

Den Vorteil, den eine höhere Belastung bringt, kannst du allerdings wiederum nutzen, wenn du ein langfristiges Abnehm-Ziel hast. Du verbrauchst mit einem hochintensiven Training, wie etwa dem HIIT-Workout, zwar mehr Kohlenhydrate für die schnelle Energiebereitstellung, aber langfristig und anhaltend auch jede Menge Fett als Energielieferant.

Irrtum Nr. 2: Schlank kann man nur bleiben, wenn man dauerhaft Diät macht

Das ist falsch! Hast du erst einmal dein Wunschgewicht erreicht, wird sich dein Körper an dieses gewöhnen. Du solltest zwar nicht in deine alten, „dicken" Gewohnheiten zurückfallen, aber durchaus ohne Diät dein Gewicht halten können. Regelmäßiger Sport hilft dir dabei, in Form zu bleiben und genügend Muskelmasse im Körper aufzubauen und zu erhalten.

Die ist sehr wichtig, denn Muskelmasse ist das Gewebe, das mit Abstand am meisten Energie verbraucht.

So haben Forscher herausgefunden, dass ein Kilo zusätzliche Muskelmasse in der Woche für einen zusätzlichen Grundumsatz von bis zu 700 kcal sorgt.

Irrtum Nr. 3: Bewegung kann jede Diät ersetzen

Diesen Irrtum haben wir uns ja in dem letzten Kapitel genauer betrachtet: Es reicht nicht, einfach nur ein wenig mehr Bewegung in das Leben zu bringen und zu meinen, damit würde automatisch das Gewicht weniger werden. Denn leider neigen wir dazu, den Kalorienbedarf unserer Bewegung schnell zu überschätzen. Außerdem sorgt die Gewohnheit, sich mit einer Extraportion Essen für unseren Fleiß zu belohnen, nicht selten dazu, dass der Schuss nach hinten losgeht.

Um alleine mit Sport abnehmen zu können, darfst du es erstens nicht eilig haben und zweitens, solltest du deine Essgewohnheiten genau im Blick behalten.

Irrtum Nr. 4: Fitness beschleunigt den Stoffwechsel

Das ist nicht immer richtig! Die richtige und vor allem ausreichende Bewegung kurbelt den Stoffwechsel während der Anstrengung an! Dazu kommt, dass der aktivierte Stoffwechsel auch noch eine Zeit lang nach dem Training mehr Kalorien verbrennt als üblich. Das hilft auch tatsächlich noch zusätzlich beim Abnehmen, zumindest, wenn du in der Zeit nichts isst. Aber nach etwa einer Stunde ist dann damit Schluss.

Schaffst du es aber, dauerhaft dabei zu bleiben und deine Fitness zu steigern, wird dein Körper die verfügbare Energie immer effizienter nutzen. Das bedeutet, dass ein trainierter Körper sowohl während des Sports als auch in den Ruhephasen weniger Kalorien verbraucht!

Fazit: Wenn du an deiner Ernährung nichts verändern, sondern nur mit Sport deine Figur verbessern möchtest, solltest du unbedingt darauf achten, nicht in die Sportfalle zu tappen. Sorge dafür, dass deinem Körper hochwertige Lebensmittel zur Verfügung stehen und dass du nicht Fertigprodukte, Fastfood und andere Lieferanten „leerer" Kalorien zu dir nimmst.

Der Thermomix kann dich bei deinen Bemühungen sehr gut unterstützen, da er bei wenig Zeitaufwand mühelos gute Lebensmittel in leckere und gesunde Mahlzeiten verwandelt. Ganz gleich, ob Bowls, Salate, gedünstetes oder gedämpftes Gemüse mit Fisch, feine Suppen und Cremes, fruchtige Smoothies oder sättigende Eintöpfe, die Möglichkeiten dieses Küchenhelfers sind schier unendlich. Abnehmen mit Sport und ohne zu Hungern ist heutzutage also so einfach wie nie.

Heute möchte ich dir ein Rezept vorstellen, das unglaublich viele Vitalstoffe enthält. Mit dieser Vitaminbombe aus dem Thermomix versorgst du deinen Körper mit einer Extraportion Nährstoffen. Das Rezept hilft dir, gesund durch den Winter zu kommen, es ist aber auch eine wundervolle Maßnahme, um Heißhungerattacken deines Körpers zu verhindern.

Vitaminbomben-Rezept

Nimm zuerst eine Birne, die du gut säuberst. Schneide sie in Viertel und entferne das Kerngehäuse. Danach eine ganze Fenchelknolle waschen, oben und unten etwas wegschneiden, vierteln und alles zusammen in den Mixtopf deines Thermomix geben. Als Flüssigkeit kannst du Cranberrysaft, frischen Orangensaft, Ananassaft oder auch naturtrüben Apfelsaft verwenden. Gib 400 ml deines Saftes in den Mixtopf. Dazu brauchst du, dank der Wiegefunktion deines Thermomix, keinen Messbecher. Drücke einfach die Wiegetaste und gib 400 g der Flüssigkeit dazu. Einen gehäuften Teelöffel Kurkumapulver und einen Teelöffel eines hochwertigen, Biohonigs (z. B. Manuka Honig) kannst du jetzt dazugeben. Ergänze alles durch 200 ml Wasser. Mixe alle Zutaten auf Stufe 8 für 90 Sekunden und verteile es auf zwei große Gläser! Auf dein Wohl!

Sport treiben ist dann doch eher nichts für dich? Dann wirst du dich sicher auf das nächste Kapitel freuen, denn dann kommen Sportmuffel zum Zug. Unter dem Thema **„Geht Abnehmen auch ohne Sport?"** erfährst du alles, was du dazu wissen musst.

17: Geht Abnehmen auch ohne Sport?

„Couch Potatoes" werden in der englischen Sprache die Menschen genannt, die ihre Zeit lieber auf dem Sofa genießen und eher Sport schauen als Sport treiben. Wenn auch du zu den Menschen zählst, die sich nur ungern von ihrem liebsten Sitzgerät entfernen, wird dir bestimmt auch schon mulmig ums Herz, wenn jemand nur den Vorschlag macht, dich sportlich zu betätigen.

Klar, dass du dich dann fragst, ob Abnehmen nicht auch ohne Sport möglich ist. Die Antwort lautet: „Jein", denn alles hängt von dir, deinem Körper, deiner Gesundheit und deinen Lebensumständen ab. Aber natürlich auch von deinem Ziel. Willst du nur bis zum nächsten Wochenende mal eben 2 kg abnehmen, um wieder in das sexy Kleid zu passen, kannst du dieses Vorhaben natürlich auch eben mit einer Crash-Diät angehen. Sie hilft dir dabei, ganz schnell eine schlankere Silhouette zu bekommen, damit der Reißverschluss wieder zugeht. Du musst dir dann aber im Klaren darüber sein, dass spätestens beim Hochzeitsbankett die Reise wieder in die umgekehrte Richtung geht.

Denn durch solch eine Crash Diät nimmst du in erster Linie Wasser und vielleicht ein wenig Muskelmasse ab. Sobald du wieder zu einer normalen Ernährung zurückkehrst, gleicht sich alles wieder aus.

Doch genau die Muskelmasse ist es, die wir bei einer längerfristigen Diät erhalten und besser noch ausbauen möchten. Sie ist nicht nur wichtig für den Körper, um eine gute Haltung und einen starken und widerstandsfähigen Körper zu haben. **Ein Mehr an Muskelmasse sorgt auch für einen höheren Energie-Grundumsatz.**

Wenn du jedoch so gar keine Lust zum Sport hast, habe ich hier die ultimative Checkliste, wie es mit dem Abnehmen trotzdem klappen kann:

Checkliste: Abnehmen ohne Sport

1. Verzichte auf Zucker, Alkohol und chemische Zusatzstoffe

Wenn du ohne Sport abnehmen willst, solltest du ganz konsequent darauf achten, die schlimmsten Ernährungssünden zu vermeiden. Vermeide also alle Lebensmittel, denen Zucker, chemische Zusatzstoffe und Geschmacksverstärker beigegeben wurden. Auch Alkohol solltest du von deiner Liste streichen.

Stattdessen kannst du die meisten Dinge schnell, gesund und preisgünstig selbst machen. Müsliriegel zum Beispiel oder auch Backwaren, ohne chemische Zusatzstoffe. Gerade Müsliriegel kannst du sehr schön auf Vorrat herstellen und hast so immer und überall einen schnellen und guten Energiespender, der nicht nur günstig ist, sondern auch noch verhindert, dass du dir auf die Schnelle figur-schädigendes Fast Food einwirfst. Mit dem Thermomix kannst du zum Beispiel diese leckeren Müsliriegel selbst machen.

Rezept Müsliriegel:

Röste zunächst in einer Pfanne 100 g Quinoa und 50 g Dinkelflocken trocken an, bis sie goldgelb sind. Dabei ist es wichtig, dass du nur mäßige Hitze verwendest. Während das Getreide abkühlt, kannst du jeweils 10 g Cranberrys, Datteln und Rosinen in den Mixtopf deines Thermomix füllen. Setze Deckel und Messbecher auf und lasse die Früchte auf Stufe 8 für acht Sekunden hacken. Vermische die Früchte nun mit dem Getreide. Jetzt geht es daran, im Mixtopf 50 g Nussmischung und 40 g Mandeln zu hacken. Dies geht am besten für 4 Sekunden auf Stufe 5. Nachdem du nun den Mixtopf wieder geöffnet hast, gibst du die Früchte-Getreide-Mischung in den Behälter und dazu 40 g Kokosraspeln, 10 g Chia-Samen und 30 Gramm Leinsaat. Verrühre alles 10 Sekunden lang mit Linkslauf auf Stufe 3 und fülle alles in eine gesonderte Schüssel.

Nun geht es an die Zutaten, die dem späteren Riegel den nötigen Halt geben. Fülle hierzu 30 g Wasser in den Mixtopf, 25 g Kokosöl, 25 g Mandelmus, 25 g Ahornsirup und 25 g Honig. Lasse alles auf 100 °C und Stufe zwei für 2 Minuten aufkochen, so dass sich alle Zutaten gut auflösen. Ist der Thermomix wieder geöffnet, kannst du die trockenen Bestandteile wieder dazu geben. Alles mit Linkslauf auf Stufe 3 für 15 Sekunden verrühren.

Anschließend legst du eine Auflaufform mit Backpapier aus und streichst die Müslimasse darin aus. Drücke die Masse ruhig gleichmäßig fest, so dass alles gut zusammenhält und die Masse etwa 1 cm dick ist. Im auf 180 °C vorgeheizten Backofen, stellst du die Riegel bei Ober- und Unterhitze für etwa 25 Minuten in den Ofen.

Nimm das Gefäß aus dem Ofen und schneide sie sofort mit einem scharfen Messer in die gewünschte Größe. Lasse sie dann auskühlen und damit aushärten, bevor du sie dir in einem verschließbaren Gefäß aufbewahrst.

2. Sei aktiv im Alltag
Fahre Rad oder gehe kürzere Strecken zu Fuß und versuche auch sonst einen aktiven Alltag zu gestalten. Dazu gehören Spaziergänge genauso wie das Treppensteigen und der eine oder andere Gang, den du sonst versuchen würdest zu vermeiden. So verhinderst du, deinen Körper komplett in den Ruhemodus zu schicken. Auch Aufgaben im Haushalt wie Müll rausbringen, putzen und aufräumen solltest du lieber einmal öfter als zu selten machen. Das gibt dir Schwung und hält dich ein wenig auf Trab.

3. Viel sonnengereiftes Obst und Gemüse
Dass du ohne Sport besonders auf deine Ernährung achten solltest, versteht sich von selbst. Sonnengereifte Früchte und Gemüse versorgen deinen Körper mit vielen wertvollen Inhaltsstoffen, wie Vitaminen, Mineralien und Ballaststoffen. Sie bringen auch deine Verdauung und letztendlich den Stoffwechsel in Schwung, so dass du dich wohler fühlst und toll aussiehst - trotz Diät. Ganz gleich ob roh, geschnippelt, geraspelt, püriert, gekocht, gedünstet oder im Dampf gegart: dein Thermomix macht gerade bei Obst und Gemüse immer eine gute Figur!

4. Bewegung auf der Arbeit
Gerade wenn du eine sitzende Tätigkeit hast, oder auch sonst auf der Arbeit zu wenig Bewegung, solltest du versuchen, in deinen Pausen für eine Mini-Erholung deines Bewegungsapparats zu sorgen. Aktiviere kurz deine Muskeln und dehne Partien, die sonst im wahrsten Sinne des Wortes „zu kurz" kommen. Dein Körper wird diese Auszeiten aus der Routine dankbar entgegennehmen.

5. Trinke viel und regelmäßig
Wusstest du, dass ein Hungergefühlt auch eigentlich Durst als Ursache haben kann? Versuche es am besten immer zuerst mit einem Glas frischen, kalten Wassers, am besten mit einem

Schuss Zitronensaft, wenn dein Magen knurrt. Meistens kannst du damit verhindern, dass du zu ungeplanten Zeiten etwas isst.

6. Führe ein Abnehm-Tagebuch

Kaum eine Maßnahme ist so sehr dazu geeignet, dir dein Essverhalten bewusst zu machen, wie ein Abnehm-Tagebuch. Wenn du es gewissenhaft und regelmäßig führst und immer alles genau dann einträgst, wenn du es auch wirklich isst, kann dir alleine schon diese Maßnahme viele unnötige Kalorien ersparen.

Solange du mit dem Abnehmen Erfolg hast, fällt es dir leicht, dich bei der Stange zu halten und deine selbst auferlegten Regeln zu befolgen. Doch was passiert, wenn du trotz Bewegung und schlanken Essens kein Gewicht verlierst? Das erfährst du in dem nächsten Kapitel. Bleib also dran!

18: 4 Gründe, warum Du nicht abnimmst

Du versuchst immer wieder abzunehmen, kommst aber keinen Schritt weiter? Egal, mit welcher Ernährungsform du es versuchst, nichts bringt was? Vielleicht liegen die Gründe dafür nicht alleine an deiner Ernährung...

1. Dein Umfeld bremst dich aus

Man sollte meinen, dass Menschen, die dich lieben, auch daran interessiert sind, dass du gesund bist und dass es dir gutgeht. Auch Unterstützung von den Menschen, die man liebt, sollte selbstverständlich sein.

Ist sie aber nicht. Denn oft genug kommt es vor, dass gerade das eigene Umfeld eine richtige Hemmschwelle auf dem Weg zu einem schlanken und gesunden Körper darstellt. Familie, Freunde, Kollegen sind mürrisch, wenn du deine Ernährung und damit vielleicht auch deren eigene umstellst. Schnippische Kommentare von Kolleginnen über die gesunde, kalorienarme Kost, die du dir fertig vorbereitet von zu Hause mitnimmst, zeugen von Neid und Eifersucht oder scheinbar gut gemeinte Kommentare à la: *„Meinst du nicht, du übertreibst mit deiner Abnehmerei!"* machen dich mürbe.

Sprich die Menschen um dich herum gezielt an. Erkläre ihnen genau, was dein Plan ist, und lasse sie wissen, dass Sie dich dabei unterstützen können und sollen.

Vergeude keine Kraft damit, mit anderen darüber zu diskutieren. Gehe stattdessen lieber konsequent deinen Weg.

Suche dir Gleichgesinnte. Gleiche Interessen und Pläne verbinden. Gemeinsam könnt Ihr Euch inspirieren und motivieren. So schafft Ihr alle es, Eure Vorhaben umzusetzen.

Bleibe bei deinem Plan. Nur du selbst kannst dein Leben verändern.

Damit du dich und deine Lieben mit köstlichem und trotzdem Figur-freundlichem Zaziki verwöhnen kannst, habe ich dir hier ein ganz schnelles Thermomix-Rezept für 6 Personen aufgeschrieben. Wäre doch gelacht, wenn du damit nicht auch noch die kritischsten Leckermäuler für deine Abnehm-Kur gewinnen könntest:

Figur-freundliches Zaziki

Du brauchst hierfür:

3 geschälte Knoblauchzehen, 1 Salatgurke, 150 g Frischkäse, 500 g Magerquark, 150 g Naturjoghurt, 200 g Schmand, 2 Tl Salz, 3 Teelöffel Dill.

Zerkleinere zunächst die Knoblauchzehen im Mixtopf für 3 Sekunden auf Stufe 5, entkerne die Gurke und gebe auch die grob zerkleinerten Gurkenstücke in den Mixtopf. Lasse wieder auf Stufe 5 für 3 Sekunden klein hacken. Nun kannst du alle anderen Zutaten in den Mixtopf geben und die Masse für 30 Sekunden auf Stufe 3 verrühren.

Während du Rohkost-Sticks in das Zaziki dippst, können es die anderen auf frischem Weißbrot essen.

2. Du schläfst nicht ausreichend

Die wenigsten Menschen sind sich dessen bewusst, wie wichtig ein guter und vor allem ausreichender Nachtschlaf für unsere Gesundheit und unsere schlanke Linie ist. Denn tatsächlich ist es so, dass dein Körper in der Nacht alles andere als auf der faulen Haut liegt. Er startet in der

Nacht wichtige Regenerations- und Reparaturprozesse. Diese sind für jede Körperzelle wichtig, ganz besonders aber auch für dein Nervensystem. Deswegen heißt die Formel auch:

Ohne ausreichenden und qualitativ hochwertigen Schlaf keine Leistung, keine Energie und keine Konzentrationsfähigkeit. Aber auch: kein erfolgreiches Abnehmen. Denn **Schlafmangel erzeugt Stress in deinem Körper.** Auch körperliche, emotionale und psychische Folgen von Stress, denen du tagsüber ausgesetzt warst, können in einer schlafarmen Nacht nicht erfolgreich ausgeglichen werden.

Im Schlaf nimmst du zudem keine Nahrung zu dir, so dass dein Stoffwechsel nun vermehrt Fett verbrennt - vor allem dann, wenn du am Abend auf Kohlenhydrate verzichtet hast. Versuche möglichst vor 23 Uhr einzuschlafen und spätestens um 7.00 Uhr wieder aufzustehen. Dies ist ein optimaler Schlafrhythmus für die Fettverbrennung. Sorge für eine gute Schlafqualität, indem du alle elektronischen Geräte aus deinem Schlafzimmer verbannst und zusätzlich ausschaltest. Ausreichendes Lüften vor dem Schlafengehen, eine gute Abdunkelung und Ruhe helfen dir zusätzlich, eine optimale Schlafatmosphäre zu schaffen.

3. Stress bremst die Fettverbrennung

Stress ist wichtig für uns Menschen, denn er schützt uns vor Bedrohung von außen und sorgt dafür, dass wir lebensgefährlichen Situationen erfolgreich entkommen oder uns ihnen entgegenstellen können. Doch, was zu viel ist, ist zu viel. Denn unser modernes Leben lässt uns vor lauter Stress, Ablenkungen und Ängsten kaum noch zur Ruhe kommen.

Stress löst im Körper eine Vielzahl an Reaktionen aus. Unter anderem schütten wir vermehrt Cortisol aus. Doch bleibt dein Cortisol-Spiegel im Blut dauerhaft hoch, führt dies zu einer Insulinresistenz. Diese fördert die Einspeicherung von überflüssiger Energie in Fettdepots.

Außerdem verhindert Cortisol, dass du eine verbesserte Fettverbrennung zum Laufen bekommst, womit sich dieser verhängnisvolle Kreis wieder schließt. Kümmere dich mit Bewegung darum, dass der Hormoncocktail in deinem Körper wieder abgebaut wird, und versuche Stress schon zu vermeiden, bevor er entsteht.

4. Dein „Innerer Schweinehund" sabotiert dich

„Drei-Tage-Menschen", nennen die Asiaten ein Phänomen, dem wir alle leider viel zu oft zum Opfer fallen: Während wir hochmotiviert in neue Projekte und Vorhaben starten, lässt die erste Euphorie meist sehr schnell nach und mit ihr auch unsere Konsequenz. Nur zu schnell fallen wir zurück in alte Denk- und vor allem Verhaltensmuster. Spätestens wenn die Waage zum ersten Mal nicht das erhoffte Gewicht zeigt, ist es damit meist komplett vorbei.

Doch gerade wenn du ein großes Ziel hast und viele Kilos verlieren möchtest, musst du sehr viel Geduld mit dir haben. Denn nur, wenn du es schaffst, dein Programm dauerhaft und konsequent durchzuhalten, kannst du auf den ganz großen Erfolg hoffen.

Sorge also dafür, dass du immer genügend Motivation hast. Dabei helfen dir zum Beispiel die Motivationskarten von Tag 11.

Sie geben dir Ansporn, wenn du einen lauen Tag hast. Aber auch ein Foto von dir aus einer Zeit, in der du das ersehnte Gewicht hattest, kann dabei helfen, dass der innere Schweinehund nicht schon wieder an der Kette zieht. **Bleibe konsequent und habe Spaß am Abnehmen!**

Ein gemäßigtes Kaloriendefizit kann dir dabei helfen, dauerhaft abzunehmen. Das klappt im Allgemeinen sehr gut.

19: Hungern für die Katz:

Warum Dein Gewicht trotz Kaloriendefizits stagnieren kann

Du hast an der Kalorienschraube gedreht und nimmst trotzdem nicht ab? Hier erfährst du, woran es liegen kann, dass du trotz Nahrungsumstellung nicht oder zu wenig abnimmst.

1. Was ich nebenbei esse, trainiere ich wieder ab

Gerade wer seine Ernährung ändert und zusätzlich mit einer neuen Sportart beginnt, überschätzt allzu oft den Kalorienmehrbedarf, den der Sport bringt. Ein Anfänger im Kampfsport, beim Tanz oder im Studio kann naturgemäß noch nicht so viel Energie verbrennen wie ein Profi. Zunächst fehlt ihm die Puste, so dass er öfter eine Pause einlegen muss, dann fehlt es auch oft noch an der richtigen Technik, so dass Bewegungen nicht optimal ausgeführt werden und damit nicht den vollen Effekt haben.

Dazu kommt, dass der Körper noch einen deutlich niedrigeren Muskelanteil hat als der von Kollegen, die schon jahrelang trainieren. Nimm sicherheitshalber also besser einen deutlich niedrigeren Kalorienwert an, wenn du deinen Energiebedarf berechnest.

2. Dein Stoffwechsel sabotiert dich

Unser Körper ist ein sehr komplexer Organismus, der über viele Möglichkeiten verfügt, sich an veränderte Situationen anzupassen. Über tausende von Generationen waren Menschen immer wieder Hungersnöten ausgesetzt. Da diese auf lange Zeit fortbestehen konnten, mussten ihre Körper schnell damit beginnen, Notprogramme zu fahren. Programme, die verhinderten, dass der Körper zu viel Substanz verliert und der Hunger zu Krankheit und Tod führt.

Eine der ersten Maßnahmen ist es, den Stoffwechsel auf Zellebene zu verlangsamen. Der Körper verbrennt weniger Kalorien, bis das Gleichgewicht zwischen Energiezufuhr und -verbrauch wieder ausgeglichen ist. So kommt es, dass du viel weniger isst, aber trotzdem nicht weiter abnimmst.

Das ist der Grund, warum bei vielen Diätformen immer wieder Tage eingelegt werden, an denen nach Herzenslust geschlemmt werden darf.

Dazu solltest du deine Energiezufuhr dynamisch an die Veränderungen anpassen. Etwa alle 4 Wochen kannst du die Kalorienzufuhr an dein Gewicht, dein Training usw. anpassen. Denke auch daran, deine Mahlzeiten abwechslungsreich zu gestalten. So sorgst du für eine vielfältige Nährstoffzufuhr und vertreibst geschmackliche Langeweile. Gute Helfer im Kampf gegen Heißhungerattacken und Sündigen! Der Thermomix und eine fast unendliche Anzahl an leckeren Rezepten helfen dir gerne dabei!

Hier einfach mal ein paar Beispiele für leckere, abwechslungsreiche Gerichte:

GRIESSSCHAUM MIT ZIMT

Zutaten:

- 30g Grieß
- 250ml Milch, fettarm
- 2 TL Zimt
- 1 TL Backpulver

Zubereitung:

1. Zunächst setzt du den Schmetterling in den Thermomix ein.
2. Danach gibst du den Grieß und die Milch in den Mixtopf und lässt beides 3 Minuten lang bei 100°C auf der Stufe 2 aufkochen.
3. Nun schaltest du die Temperatur aus, gibst das Backpulver und das Zimt hinzu und vermengst alles für weitere 4 Minuten lang auf der Stufe 3.

Eckdaten

Portionen: 1, Punkte: 6, Zubereitung: 10 Minuten

ANTIPASTI

Zutaten:

- 2 rote Paprika
- 2 grüne Paprika
- 400g Champignons
- 1 Knoblauchzehe
- 500ml Wasser

- 3 EL Olivenöl
- 3 EL Balsamicoessig
- Basilikum zum Dekorieren
- Salz und Pfeffer zum Abschmecken

Zubereitung:

1. Schneide zunächst das Gemüse in mundgerechte Stücke und lege es anschließend in den Garkorb.
2. Gib nun das Wasser in den Thermomix und lass das Gemüse 20 Minuten lang auf der Stufe 1 garen. Danach gibst du das Gemüse in eine Schüssel.
3. Nun schälst du den Knoblauch und gibst ihn zusammen mit dem Essig, dem Olivenöl und den Gewürzen 10 Sekunden lang auf der Stufe 6 in den Thermomix.
4. Schmecke das Dressing nun noch mit etwas Salz und Pfeffer ab, gib es über das gegarte Gemüse und vermeng alles miteinander.
5. Zum Anrichten kannst du nun noch ein paar Basilikumblätter auf dem angerichteten Gemüse verteilen.

Eckdaten

Portionen: 4, Punkte: 3, Zubereitung: 25 Minuten

Zu dem Antipasti kannst du noch etwas Baguette dazu reichen. Als figurfreundliche Variante eignet sich auch eine Rohkostplatte mit selbstgemachten Dips.

Du liebst vielleicht **würzige Streichwurst**, traust dich aber nicht, weil die gekaufte so kalorienhaltig ist? Kein Problem mit diesem kalorienoptimierten Rezept für Teewurst kannst auch du dir diese Spezialität gönnen und trotzdem abnehmen. Durch einen Anteil an fettarmem Frischkäse erhöhst du den Proteingehalt und reduzierst gleichzeitig die Fettmasse, dabei braucht der Brotaufstrich im Thermomix nur 3 Minuten!

Was du dafür benötigst: 150 g Lachsschinken, 2 Scheiben Kochschinken, 1 kleine Zwiebel, 80 g fettreduzierten Frischkäse, Paprikapulver zum Abschmecken.

Gib einfach alle Zutaten zusammen in den Mixtopf und lasse die Masse auf Stufe 5 für 10 Sekunden mischen. Wenn nötig, kannst du mit dem Spatel ein wenig nachhelfen, damit auch alle Zutaten gut vermischt werden und schon ist alles fertig.

Willst du zu diesem Snack auch noch deinen Stoffwechsel so richtig auf Touren bringen, bereite dir einfach schnell im Thermomix den **Zitronen-Apfel-Brennnessel Smoothie** zu.

Dazu brauchst du nur einen säuerlichen Apfel, 40 g Zitronenfruchtfleisch, 60 g frische Brennnesselblätter und 150 g Wasser.

Schäle zunächst deine Zitrone und gib dann das Fruchtfleisch, den Apfel und den Rest in den Mixtopf deines Thermomix. Danach lässt du alles auf Stufe 5 für 10 Sekunden zerkleinern. Schiebe die festen Bestandteile mit dem Schaber wieder nach unten und lasse alles für weitere 60 Sekunden auf Stufe 10 mixen.

3. Dein Körper lässt Muskeln wachsen

Wenn du während deines Abnehmprogramms viel Sport machst, spürst du schnell körperliche Veränderungen. Unabhängig, ob du Kraftsport oder Ausdauertraining betreibst, es kommt zu Fettabbau und Muskelwachstum. Diese Umstellung in der Zusammensetzung deiner Gewebearten führen jedoch zunächst dazu, dass du nicht weiter abnimmst oder vielleicht sogar zunimmst. Dies erklärt sich, da Muskelgewebe um etwa 10% schwerer ist als Fettgewebe, denn es hat eine größere Dichte und besteht zu etwa 80% aus Wasser.

Nimm also die Waage nicht als einziges Kontrollmittel für deinen Erfolg. Auch das Maßband und der Spiegel geben dir Rückmeldung darüber, wie du vorankommst.

Sieht dein Körper straffer aus, ist deine Haltung aufrechter und sind deine Muskeln definierter, wirst nicht nur du den Unterschied sehen. Auch von deinen Mitmenschen wirst du Komplimente ernten.

4. Falsches oder unregelmäßiges Training

Abnehmen gelingt viel besser mit Sport. Doch Sport ist nicht gleich Sport. Damit auch tatsächlich kontinuierlich und dauerhaft Pfunde purzeln können, kommt es auf die richtige Planung an. Du solltest dich im Zweifel von einem ausgebildeten Trainer beraten lassen, damit er dir dabei hilft, dein Training regelmäßig an deine Ziele anzupassen.

Denn, wenn du abnehmen möchtest, können dich sportliche Höchstleistungen, unregelmäßiges Training und zu hohe Gewichte extrem sabotieren. Das Zauberwort heißt „Ausgewogenheit". Gehe regelmäßig zum Training, am besten 2-3 Mal wöchentlich. Mache dort sinnvolle Übungen in mittlerer Intensität und variiere die Übungen auch immer wieder. Etwa alle 4-6 Wochen kannst du das Training verändern.

5. Stress verhindert das Abnehmen

Stress ist ein echter Figur-Killer! **Abnehmen ist nicht alles.** Gehe dein Projekt gelassen an. Achte darauf, dass du deine Trainingszeiten einhältst und auch für genügend Ruhepausen und Schlaf in deinem Alltag sorgst. Auch psychisch solltest du dich nicht zu sehr unter Druck setzen. Denke daran: Du hast noch den ganzen Rest deines Lebens dazu Zeit schlank zu sein. Gehe immer einen Schritt nach dem anderen und genieße dein Leben.

Wenn sich Abnehmen alleine über Essen und Sport steuern lassen könnte, würden sicher sehr viel mehr Menschen dünn sein. Unsere Psyche hat auch einen Einfluss auf unsere Figur. Wie groß der ist, erfährst du im nächsten Kapitel.

20: Ist Abnehmen auch Kopfsache?

Welchen Einfluss deine Psyche auf dein Gewicht hat

Du bist schon ein wahrer Diät-Experte? Hast schon so einiges ausprobiert, aber irgendwie noch nicht die richtige Abnehm-Methode für dich gefunden, denn am Ende hattest du immer wieder das alte Gewicht, oder konntest zumindest nicht auf Dauer dein Traumgewicht halten? **Dir geht es nicht alleine so.** Ganz im Gegenteil. Nach Untersuchungen, die an Diätwilligen durchgeführt wurden, schafft es tatsächlich nur etwa eine von 200 Personen mit Hilfe einer Diät ihre Ziele zu erreichen. Die anderen 199 schaffen es nicht!

Wow, das muss man erst einmal auf sich wirken lassen, was? Das heißt im Umkehrschluss ja auch, dass die alleinige Annahme, nach der sich Diäten richten, nicht ausreicht. Es ist also nicht genug, die richtige Menge oder die richtige Art von Lebensmitteln zu essen, um dauerhaft Gewicht verlieren zu können. Du kannst also nicht alleine dem Essen die Schuld für dein Übergewicht geben.

Denn auch wenn du schon eine Menge über Lebensmittel weißt, die dich schlank machen können, kann dein Kopf dir trotzdem noch einen Strich durch die Rechnung machen.

Mit den folgenden Psycho Tricks schaffst du es trotzdem schlank zu werden.

1. Mache dein Gewicht nicht von anderen abhängig

Du nimmst _für dich_ ab. Um gesund zu sein, um dünn zu sein, um glücklich zu sein oder warum auch immer. Mach dir deine Motivation unbedingt klar, bevor du mit dem Abnehmen beginnst. Und vor allem sorge dafür, dass diese **Motivation immer präsent** für dich ist.

Im Grunde ist es völlig unwichtig, was andere von dir und deiner Figur halten. Du bist wichtig und sonst niemand. Lass dich nicht entmutigen, wenn anderen nicht auffällt, dass du abgenommen hast. Vielleicht passiert es dir zu Beginn auch noch, dass der eine oder andere, der dich nicht kennt, dich wegen deiner Figur kritisiert. Ganz gleich, du weißt, was du schon geleistet hast, und du darfst darauf ernsthaft und ehrlich stolz sein.

2. Sorge dafür, dass du Freude an deiner schlanken Kost hast

Nur wenn du es schaffst, Genuss und Lust an deinen neuen Rezepten und auch am Zubereiten deiner Mahlzeiten zu entwickeln, kannst du es schaffen, deine Ernährungsgewohnheiten dauerhaft zu verändern. Das Kochen deiner Mahlzeiten muss dir Spaß machen und darf dich nicht überfordern, selbst, wenn du bisher noch nie gekocht hast.

Da kommt der Thermomix gerade richtig. Denn der Thermomix TM5 erlaubt dir das so genannte „Guided Cooking" Das bedeutet, dass du dir dein Rezept aussuchst und dir dein Thermomix Schritt für Schritt genau anzeigt, was du als nächstes tun musst. So musst du keine komplizierten Kochtechniken lernen und mit ein wenig Gemüseschälen und grobem Schneiden ist es schon getan. All den Rest kannst du getrost vergessen, denn darum kümmert sich dein Thermomix.

3. Setze dir bewusst Ziele und behalte sie im Auge

Um Anzukommen, musst du ein Ziel haben. Nur mal eben so ein bisschen abnehmen, das geht nicht. Du kannst nur etwas erreichen, wenn du konzentriert darauf hinarbeitest. Doch dazu musst du dir **klare Ziele setzen.** Diese können naheliegende, also kurzfristige Ziele sein. Etwa: _„Zum Ende_ *des Monats werde ich 85 kg wiegen."* Vielleicht ist dein endgültiges Ziel aber 63 kg zu wiegen. Dann solltest du auch dieses Ziel schriftlich formulieren. *„Am xx.xx.xxxx wiege ich 63 kg."* Damit können dein Kopf und vor allem dein Unterbewusstsein etwas anfangen. Das ist konkret und greifbar. Trage solche Ziele bitte in dein Abnehm-Tagebuch ein.

4. Sei aktiv

Jeder hat mal einen Tag, an dem er nicht so recht in die Gänge kommt. Das ist absolut in Ordnung und sogar notwendig. Denn Körper und Geist brauchen ein Maß an Ruhe, um Kräfte wieder zu mobilisieren und wichtige Speicher zu füllen. Doch sollten sich Ruhephasen unbedingt ständig mit aktiven Phasen abwechseln. Versuche hierzu einen schwungvollen, aktiven Lebensstil zu führen. Jede Bewegung, die du zusätzlich in deinen Alltag einbaust, dreht an den Abnehm-Schrauben und führt dich deinem Ziel ein Stück näher.

Suche dir eine Bewegungsform, die dir Spaß macht, mit Menschen, die du magst. So wirst du dich schon den ganzen Tag darauf freuen dich endlich bewegen zu dürfen. Dein Körper wird es dir danken.

5. Sei konsequent, zu 80%

Abnehmen ist genauso wie das Schlankbleiben ein wahres Psychospiel, wenn auch oft ein anstrengendes. Denke daran, du sollst dich die meiste Zeit im Monat strikt an deinen Abnehm-Plan halten. Wenn du immer schön konsequent warst, darfst du auch einmal mit Genuss ein wenig über die Stränge schlagen. Das macht dich glücklich und zufrieden und hilft dir dabei, im seelischen Gleichgewicht zu bleiben. Doch bitte achte darauf, nicht der Versuchung zu verfallen, in alte Gewohnheiten zurückzukehren. Denke daran, die haben dich dick werden lassen. Doch das möchtest du jetzt nicht mehr.

Du hast dich über deinen Chef geärgert oder bist die letzte Zeit ständig nur im Stress? Dann sei auf der Hut, denn deine Emotionen können deine Versuche, abzunehmen, gehörig sabotieren! Dem Thema Emotionen und Abnehmen widmen wir uns im nächsten Kapitel! Es lohnt sich also, dran zu bleiben!

21: Die große Bedeutung deiner Emotionen:

Warum auch Deine Gefühle ein Wort mitzureden haben

Schon in dem letzten Kapitel haben wir gesehen, dass das Essen nicht alleine für unser Körpergewicht zuständig ist. Ganz im Gegenteil: unser Kopf hat auch ein Wort mit zu reden. Doch er ist nicht der einzige Saboteur, der uns das schlanke Leben schwermachen kann.

Das Essen dient für uns nicht allein der Nahrungsaufnahme, sondern auch der Befriedigung körperlicher Bedürfnisse. Aus Eigenbeobachtung kann dies ja eigentlich auch jeder Mensch bestätigen, naja, zumindest jeder „Genussmensch" oder besser gesagt, jeder „Genussesser".

Denn Essen erzeugt einen angenehmen Zustand. Einen Zustand, in dem wir uns körperlich, aber auch emotional gut fühlen. Einen erstrebenswerten Zustand, den wir so oft wie möglich wiederherstellen möchten. Dabei geschieht Essen, vor allem außerhalb der Mahlzeiten, meist überhaupt nicht bewusst. Anstatt sich vorzunehmen, nun an den Kühlschrank zu gehen, sich die Nuss-Nougat-Creme zu schnappen, einen Löffel aus der Schublade zu nehmen und das Glas leer zu machen, geschieht es einfach. Wie beim Traumwandeln.

Das kann zu einem großen Problem werden, vor allem, wenn sich starke Emotionen und Essen vermischen. Denn dann nimmt das Essen eine Stellung im Leben ein, die es besser nicht haben sollte. Nämlich die des „Trösters", des „Retters", des „Beruhigers", des „Entstressers", des „Freundes", des „Beistands" oder wonach uns im Grunde auch immer gerade zumute sein mag.

Doch auf solche Aspekte des Essens nehmen Diäten natürlich keinen Einfluss. Das können sie natürlich auch gar nicht.

Die Sache sieht praktisch so aus: Du hast dir, meist schleichend, angewöhnt, auf Gefühle wie Wut, Trauer, Anspannung, Stress und Anspannung mit Essen zu reagieren. So kommen jeden Tag eine große Menge Situationen zusammen, in denen dir nach Essen ist, auch wenn du gerade keinen körperlichen Hunger hast. Du isst vielmehr, weil du dich schlecht fühlst. Klar, dass auf die Weise eine größere Menge an Energie in deinen Körper gelangt, als du eigentlich zu dir nehmen solltest. Du hast keine Kontrolle über das, was mit dir geschieht. Es „isst dich" geradezu - die Folge ist, dass du dich erneut schlecht fühlst und so beginnt der Teufelskreis.

Zu diesem emotionalen Essen, aus der Situation heraus, kommt aber noch ein weiterer Aspekt, nämlich, dass Lebensmittel in uns auch eine wahre Kaskade an Hormonen freisetzen können. Doch genau diese Hormone benötigt unser Gehirn immer dann, wenn es unter Dauerbelastung leidet. Denn durch diese hat es schon die im Körper gespeicherten Reserven dieser Stoffe aufgebraucht. So löst es Heißhungerattacken aus.

Forscher der medizinischen Klinik in Lübeck haben an schlanken und übergewichtigen Menschen untersucht, wie ihr Gehirn auf Stress reagiert. Dabei haben sie festgestellt, dass alle zunächst nervös, gereizt und unruhig wurden. Während sich die schlanken Menschen darauf konzentrierten, die Situation schnell zu lösen, um wieder zur Ruhe zu kommen, genügte dies den übergewichtigen Menschen nicht. Ihr Gehirn schüttete zusätzlich Hungerhormone aus, um den Appetit anzuregen und die Unterversorgung des Gehirns auszugleichen. Ihre Gehirne waren nicht dazu in der Lage, das Energiedefizit aus den körperlichen Reserven zu decken. So lernen diese Menschen über die Jahre, dass Essen und Stress zusammengehören.

Glücklicherweise kann man etwas, das man einmal gelernt hat, aber auch wieder umlernen. Dazu musst du dir eine „Handlungsalternative" suchen. Doch dazu musst du erst einmal erkennen, welche Lebenssituationen bei dir Hungerattacken auslösen.

Dies erfährst du am einfachsten, indem du ein Abnehm-Tagebuch führst. Wichtig ist, dass du zu dem, was du isst, auch immer einträgst, wie es dir in dem Moment gerade geht beziehungsweise was dich gerade dazu gebracht hat, gerade jetzt das zu essen, was du isst. Du kannst dir auch in speziellen Kursen oder mit Hilfe eines Psychotherapeuten dabei helfen lassen, deine emotionalen Auslöser ausfindig zu machen und Alternativen für das Essen zu finden. Mit Genuss und bewusst gesunde und leichte Kost zu essen gehört dazu. Dein Thermomix hilft dir dabei, denn mit ihm kannst du einfach und schnell die köstlichsten Gerichte zubereiten.

Einige leckere Gerichte möchte ich dir hier nennen:

LACHS MIT BROKKOLI PÜREE

Zutaten:

- 1 Brokkoli
- 2 Lachsfilet
- 50g Schmand, 24%
- 1 Liter Gemüsebrühe
- 1 Prise Muskat
- Salz und Pfeffer zum Abschmecken

Zubereitung:

1. Zunächst die Gemüsebrühe in den Thermomix geben.
2. Den Brokkoli in einzelne Röschen zerteilen, in den Gareinsatz geben und den Gareinsatz einhängen.
3. Den Varoma mit Backpapier auslegen, die Lachsfilets darauf verteilen und mit Salz und Pfeffer würzen.
4. Alles für 25 Minuten im Varoma auf der Stufe 1 garen lassen.
5. Danach den Varoma abnehmen, das Sieb herausnehmen du die Gemüsebrühe wegschütten.
6. Den Brokkoli zusammen mit dem Schmand und den Gewürzen in den Thermomix geben und den Brokkoli 10 Sekunden lang auf der Stufe 8 pürieren.
7. Zum Anrichten das Brokkoli Püree auf zwei Tellern verteilen und jeweils ein Stück fertigen Lachs darauf verteilen.

Eckdaten

Portionen: 2, Punkte: 3, Zubereitung: 30 Minuten

ASIATISCHE HÜHNCHENPFANNE MIT GEMÜSE

Zutaten:

- 800g Hühnerbrustfilet
- 250g Brokkoli
- 2 Möhren
- 2 rote Paprika
- 1 Glas Bambussprossen
- 100ml Hühnerbrühe
- 4 EL Sojasause
- Salz und Chili zum Abschmecken
- Öl zum Anbraten

Zubereitung:

1. Zunächst das Fleisch waschen, trocken tupfen, würfeln und anschließend mit dem Öl in einer Pfanne anbraten.
2. Danach die Möhren schälen und in Scheiben schneiden, den Brokkoli in einzelne Röschen teilen und die Paprika in mundgerechte Stücke schneiden.
3. Die Bambussprossen abtropfen lassen.
4. Nun das ganze Gemüse in den Thermomix geben und 10 Minuten lang auf Stufe 3 und bei 100 °C andünsten.
5. Anschließend das Gemüse mit der Gemüsebrühe ablöschen und die Sojasause mit hinzugeben.
6. Das Hühnerfleisch mit in den Thermomix geben, alles zusammen 5 Minuten lang auf der Stufe 2 und bei 80°C leicht köcheln lassen und abschließend alles entsprechend der Gewürze abschmecken.

Eckdaten

Portionen: 4, Punkte: 0, Zubereitung: 35 Minuten

Oder wie wäre es mit diesem leichten Eiersalat, der auch für die Low Carb Ernährung geeignet ist:

Dazu brauchst du für 2 Portionen 4 abgekühlte, geschälte, hartgekochte Eier (die kannst du in der Varoma Stufe deines Thermomix im Mixtopf mit Gareinsatz 14 Minuten kochen), 110 g gekochten Schinken, 100 g Creme fraîche, 1 El Senf, Petersilie, Schnittlauch, sowie Salz und Pfeffer zum Abschmecken.

Gib die Eier zusammen mit dem Schinken in den Mixtopf und lasse sie auf Stufe 2 für 2-3 Sekunden zerkleinern, gib die Creme fraîche und den Senf dazu und vermenge alles noch einmal kurz auf Stufe 2. Gib die klein geschnittenen Kräuter dazu und schmecke mit Salz und Pfeffer ab. Guten Appetit!

Frisch Verliebte nehmen leichter ab. Das ist keine reine Binsenweisheit, denn Glücksgefühle reden ein paar Takte mit, wenn es um unsere Figur geht. Ein guter Grund, einmal wieder auf die Pirsch zu gehen und sich Hals über Kopf zu verlieben? Erfahre es im nächsten Kapitel!

22: Nimmst Du schneller ab, wenn Du glücklich bist?

„Wenn ich endlich abgenommen habe, werde ich glücklich sein!"

Geht es dir genauso? Denkst du, dass du nur oder erst glücklich sein kannst, wenn du dein Wunschgewicht hast? Dann lass mich dir einmal die Frage stellen (für den Fall, dass es für dich zutrifft):

„Wie glücklich warst du, als du schon einmal dieses Traumgewicht hattest?"

Meist ist es doch so, dass wir von Glücksmomenten sprechen. Augenblicke, in denen wir uns rundum glücklich fühlen, die aber fast immer nur kurz währen. Wahres Glück bedeutet eben doch nicht, den ganzen Tag blauäugig, strahlend und kichernd durch die Gegend zu laufen und niemals Probleme oder Sorgen zu haben. Trotzdem sieht man dir Glück an. Es macht dich strahlend schön. Zum Beispiel dann, wenn du frisch verliebt bist. Aber auch manche Schwangere haben diesen Ausdruck tiefen Glücks in sich. Sie schimmern, schweben, haben ein inneres Leuchten und strahlen eine Grundzufriedenheit aus, die ansteckend ist.

Dabei ist Glück doch so wichtig für uns und unser körperliches und seelische Wohlbefinden. Es baut Stress ab, sorgt dafür, dass wir uns besser entspannen können und dass die Produktion gesundmachender Stoffe in unserem Körper auf Hochtouren läuft. Doch meist stellt sich sehr schnell wieder die Alltagsroutine ein und mit ihr der Stress. **Doch Stress ist der größte Feind einer guten Figur.** Er bremst nicht nur deine Abnahme, er kann sie sogar komplett unmöglich machen.

Gestatte mir noch eine weitere Frage: *„Was bist du, wenn du nicht glücklich bist?"* Unzufrieden, empört, unglücklich, gestresst, genervt, wütend, einsam, traurig, verletzt?

Tatsächlich ist es häufig so, dass in den Momenten, in denen wir nicht glücklich sind, negative Gedanken und Gefühle die Oberhand haben. Selbstzweifel, Unzufriedenheit, Schwarzsehen, Druck, Ängste, Leistungsdruck und allen voran Stress sind es, die uns in diesen Zeiten sehr oft dauerhaft in den Fängen haben. Doch solche negative Gefühlslagen, die dauerhaft fortbestehen, sind der Nährboden, auf dem chronischer Stress gedeiht.

Doch welche Auswirkungen auf Gesundheit und Figur hat chronischer Stress?

Du schläfst schlechter, wodurch der Stress noch schlimmer wird
Du hast öfter Appetit
Du hast mehr Hunger
Du fühlst dich weniger schnell satt
Dein Körper signalisiert Heißhunger auf Süßes

Für diese Missstände gibt es vor allem einen Verantwortlichen: das Stresshormon Cortisol. Es sorgt unter anderem dafür, dass ein erhöhter Insulinspiegel im Blut besteht. Doch Insulin, das haben wir ja schon einmal angesprochen, verhindert, dass unser Körper eigene Fettzellen zur Energiegewinnung heranziehen kann. Du kannst also hungern, wie du willst: **Bei Stress kannst du kein Fett abbauen!**

Das heißt, selbst, wenn du es schaffst, allen Heißhunger Attacken standzuhalten, wirst du nicht abnehmen können, solange du unglücklich und gestresst bist. Na, wenn das nicht genug Gründe sind, täglich dafür zu sorgen, dass du dich glücklich fühlst! Mit unseren „Ich bin glücklich"-Sprüchen fällt dir diese Aufgabe deutlich leichter (Sprüche am Ende dieses Kapitels).

Auch die richtige Ernährungsform kann dazu beitragen, dass du dich glücklich fühlst. Deswegen betone ich immer wieder, dass du dir genau das Abnehmprogramm auswählst, was deinen Neigungen und Essgewohnheiten am besten gerecht werden kann. Ein Mensch, der von jeher ungern Fleisch und Eiweiße isst, wird mit einer Low Carb Diät nie und nimmer glücklich werden können. Doch genauso wird ein überzeugter Fleischesser bestimmt unglücklich, wenn er plötzlich vegetarisch oder gar vegan essen soll, nur, weil pflanzliche Kost so herrlich kalorienarm ist. Du siehst, worauf ich hinaus möchte: Es muss einfach zu dir passen.

Selbst wenn deine Mitbewohner, sei es dein Partner, deine Familie oder sonst wer, ganz andere Vorlieben haben, solltest du dich trotzdem und gerade beim Abnehmen mit dem Essen bekochen, dass dich glücklich macht.

Das kann zwar bedeuten, dass du täglich verschiedene Gerichte kochen musst, aber selbst das ist für deinen Thermomix eigentlich gar kein Problem. Denn er bietet dir ja auf mehreren Ebenen Platz, verschiedene Nahrungsmittel gleichzeitig zu garen.

Du möchtest vielleicht auf Kohlenhydrate verzichten, deine Familie aber nicht? Kein Problem! Beim Klassiker Spinat mit Kartoffeln und Ei zum Beispiel garst du für deine Lieben in kleine Würfel geschnittene Kartoffeln im Garkörbchen einfach mit, während der Spinat schon im Varoma dampfgart. Der Aufwand ist der gleiche, und während du dich kräftig an Spinat und Ei satt isst, können alle anderen auch bei den Kartoffeln zugreifen. Du kannst dir übrigens gleichzeitig im Mixtopf deine Eier kochen oder pochieren. Wenn du sie lieber braten möchtest, zückst du einfache eine Pfanne.

SPINAT MIT SPIEGELEI UND KARTOFFELN

Zutaten:

- 450g Kartoffeln
- 500g frischer Spinat
- 4 Eier
- 500g Gemüsebrühe
- 1 Zwiebel
- 1 Knoblauchzehe

- ½ Bund Petersilie
- 50g Cremefine 7%, zum Kochen
- 20g Butter
- 20g Mehl
- 1 Prise Muskat
- Salz und Pfeffer zum Abschmecken

Zubereitung:

1. Wasche zunächst den Spinat und gib ihn anschließend in den Varoma
2. Wiege nun die Gemüsebrühe ein. Die Kartoffeln schälst und würfelst du grob. Gib sie folgend mit in das Garkörbchen, um sie mit zu garen.
3. Setze nun den Varoma auf den Thermomix auf und gare die Kartoffeln 30 Minuten lang auf der Stufe 2.
4. Anschließend stellst du die Kartoffeln warm und fängst den Kochsud für später auf.
5. Schäle folgend die Zwiebel und den Knoblauch und gib beides 4 Sekunden lang auf der Stufe 5 in den Thermomix.
6. Füge folgend die Butter hinzu und dünste beides 2 ½ Minuten lang auf der Stufe 2 im Varoma an.
7. Anschließend kannst du das Mehl hinzugeben. Vermenge es mit dem Zwiebelgemisch und schwitze alles nochmal für 2 ½ Minuten im Varoma an.
8. Nun fügst du 100ml vom Kochsud und das Cremefine mit in den Varoma, verrührst alles zu einer Soße und lässt diese 5 Minuten lang bei 100°C auf der Stufe 2 aufkochen. Die fertige Soße schmeckst du mit dem Muskat, dem Salz und dem Pfeffer ab.
9. Zwischenzeitlich kannst du jetzt schon die Spiegeleier anbraten.
10. Wenn die Soße fertig ist, gibst du den Spinat in den Thermomix und hackst in 4 Sekunden lang auf der Stufe 4. Schmecke den Spinat ebenfalls mit etwas Salz und Pfeffer ab.
11. Richte nun die Kartoffeln mit dem Spinat und den Spiegeleiern an (bei deiner Portion, kannst du, je nach Bedarf, die Kartoffeln weglassen.)

Kalorien-Tipp: Du kannst, um Kalorien zu sparen, die Kartoffeln auch durch Kohlrabi, oder durch Kürbis ersetzen. Die Garzeit dabei entsprechend anpassen.

Eckdaten

Zubereitung: 1 Stunde, Punkte: 9, Portionen: 2

Ich wünsche dir einen glücklichen Tag!

P.S.: Wenn du dich den ganzen Tag streng an die Vorgaben hältst, dir dann aber der Feierabend in die Quere kommt, wird dich mein nächstes Kapitel interessieren. Freue dich drauf.

Die besten „Ich bin glücklich"-Sprüche

Schreibe dir deinen Lieblingsspruch auf ein Blatt Papier und bewahre das Papier so auf, dass du es immer dann zur Hand nehmen kannst, wenn du ein paar gute Worte brauchen kannst.

Gib jedem Tag die Chance dazu, der beste deines Lebens zu werden.

Das Glück besteht darin, das zu mögen, was man muss, und zu dürfen, was man mag.

Genieße diesen einzigartigen Moment!

Glück macht schön, entscheide dich dafür, schön zu sein!

Schließe ab mit dem, was war. Sei glücklich mit dem, was ist. Sei neugierig auf was da kommt. Dein Leben ist schön, von einfach war nie die Rede.

Das Glück des Augenblicks besteht darin, dass deine Gedanken dort sind, wo du bist.

Glück ist kein Lebensziel, sondern eine Lebensweise.

In jeder Minute, in der du unglücklich bist, verlierst du 60 Sekunden Glück.

Ergreife Chancen und mache Fehler, daran wirst du wachsen!

Lächele und die Welt wird mit dir lächeln.

Egal, wo du jetzt stehst, denke daran, dass nichts so sein muss, nur weil es immer so gewesen ist.

Glück hat nichts mit Glück zu tun und es ist auch kein Zufall.

Es gibt viele Wege zum Glück. Einer ist, aufhören zu jammern!

Alles war zunächst unmöglich, bis es einer gemacht hat.

Beginne zu leben, denn es nützt dir nichts, der fleißigste Mensch auf dem Friedhof zu sein.

Es gibt keinen Fahrstuhl zum Erfolg, Du musst die Treppe nehmen.

Manchmal verstehen die Menschen deinen Weg nicht. Müssen sie auch nicht. Es ist nicht ihrer.

Ein Diamant ist ein Stück Kohle, das Ausdauer hatte.

23: Figurfalle Feierabend:

Warum Deine Freizeit Deiner Figur im Weg steht

Wer kennt das nicht: Am Ende eines langen Tages kommst du nach Hause, wirfst die Business-Klamotten in die Ecke und willst am liebsten nichts mehr hören und nichts mehr sehen. Dein Sofa ist dein bester Freund und der Anruf beim Lieferservice rettet deinen Abend. Knabberkram, Fernbedienung in die Hand und „Extreme Couching" sind die einzigen Belastungen, die du jetzt noch erträgst.

Sicher, Erholung ist sehr wichtig. Mit regelmäßigen Erholungszeiten sorgst du nicht nur dafür, dass dein Körper gesund bleibt, auch den emotionalen und seelischen Folgen von Stress und Überlastung kannst du mit ausreichend Schlaf, regelmäßigen Ruhezeiten und eben auch einer ausgedehnten „Sitzung" auf deinem Sofa wunderbar vorbeugen. Doch wenn du den ganzen Tag kaum Bewegung bekommst und dann auch noch am Abend nur vor dem Fernseher relaxt, kann das deiner Figur, aber auch deiner Gesundheit erheblich schaden.

Dazu birgt gerade das Entspannen zu Hause einige typische zusätzliche Figur-Fallen, derer sich die meisten Menschen nicht bewusst sind.

Feierabend-Falle 1: Essen ganz nebenbei

Die Lieblingsserie läuft schon, jetzt nichts wie auf die Couch und schnell noch etwas zu Abend essen. Ganz gleich, ob selbstgemacht oder vom Lieferservice: Lecker muss es sein.

Doch wenn du nur so nebenbei isst, stellst du dich nicht richtig auf das Essen ein. Am gedeckten Tisch bewusst und vor allem Ablenkungs-frei zu essen, bekommt deiner Figur deutlich besser. Du nimmst wahr, was du isst, und vor allem wie viel. Denn auf deinem eigenen Teller hast du einen guten Vergleich.

In Aluminiumschalen und sonstigen Essensboxen lauern häufig sehr viel größere Portionen, als du sonst zu dir nimmst. Dazu kommt, dass du nebenbei auf dem Sofa sowieso dazu neigst, einfach weiter zu essen, obwohl du eigentlich schon satt bist. Oft kommt es sogar vor, dass man sogar „vergisst", dass man eigentlich schon ausgiebig gegessen hat, so dass vor dem Schlafengehen noch einmal ein obligatorischer Gang zum Kühlschrank folgt!

Mit dem Thermomix kannst du auf das Gramm genau die Portionen zubereiten, die deine Figur schlank halten. Dein Abendessen ist frisch, gesund und macht dich lecker satt. Dabei nimmt der Küchenroboter dir die meiste Arbeit ab. Einfüllen, abwiegen und auf das Knöpfchen drücken - fertig. Hier ein einfaches Rezept für den Feierabend:

SPAGHETTI MIT SCHINKENSOSSE

Zutaten:

- 50g Spaghetti
- 75g Kochschinken
- 1 rote Zwiebel
- 1 Knoblauchzehe
- 2 Zweige frische Petersilie
- 1 Stängel frischer Schnittlauch
- 75ml Gemüsebrühe
- 75ml Milch, 1,5%
- 1 TL Olivenöl
- Salz und Pfeffer zum Abschmecken

Zubereitung:

1. Spaghetti nach Anleitung im Kochtopf kochen
2. Die Zwiebel und den Knoblauch schälen und beides zusammen mit der Petersilie und dem Schnittlauch 5 Sekunden lang auf der Stufe 5 in den Thermomix geben.
3. Den Kochschinken in Würfel schneiden und mit in den Thermomix geben.
4. Nun das Olivenöl hinzugeben und alles zusammen 3 Minuten lang auf der Stufe 1 im Varoma andünsten.
5. Abschließend die restlichen Zutaten hinzugeben und alles 12 Minuten lang bei 100°C im Linkslauf auf der Stufe 3 köcheln lassen. Nun noch alles mit etwas Salz und Pfeffer abschmecken und genießen.

Eckdaten

Portion: 1, Punkte: 8, Zubereitung: 20 Minuten

Feierabend-Falle 2: Knabbern und Faulenzen

Die großen Kinos haben es schon früh erkannt: Filme machen mit Knabberzeug besonders viel Spaß. Dies liegt unter anderem daran, dass uns das Kauen und das Essen entspannen. Und das ist bei vielen Filmen, die wir uns anschauen, auch nötig. Denn die Handlung baut Spannungen und Stress in uns auf. Stress, dem jedoch keine körperliche Bewegung folgt. Die klassischen Knabbersachen sind jedoch meistens voller Fette und leerer Kohlenhydrate. Hattest du dieses Plus an Energie nicht auf deinem Plan, dann legen sich diese Kalorien sehr schnell auf deinen Hüften ab.

Mit dem Thermomix kannst du dir schnell leckere und gesunde Knabber-Alternativen zaubern. Im Handumdrehen rührst du köstliche Dips und Saucen, raspelst und schnippelst Rohkost und Käse oder zauberst dir köstliche Low Carb Chips. So kannst du nach Herzenslust zugreifen und trotzdem abnehmen.

ORANGENCREME MIT SCHOKORASPELN

Zutaten:

- ½ Orange
- 65ml Orangensaft
- 70g Magerquark
- 2 TL Puddingpulver Vanille
- 2 TL Vanillezucker
- 1 EL dunkle Schokoraspel

Zubereitung:

1. Gib den Orangensaft zusammen mit dem Puddingpulver und dem Vanillezucker in den Thermomix und lass alles 7 Minuten auf der Stufe 3 und bei 100°C aufkochen.
2. Folgend fügst du den Magerquark hinzu und vermengst alles 1 Minute lang auf der Stufe 6 im Thermomix.
3. Schäle folgend die Orange und schneide sie in mundgerechte Stücke. Gib die Orangenstücke mit in den Thermomix und vermenge alles 15 Sekunden lang auf der Stufe 3.
4. Abschließend gibst du die Orangencreme in ein Schälchen und streust die Schokoraspel oben drüber. Wenn die Creme noch warm ist, schmilzt die Schokolade und schmeckt noch einmal ganz besonders.

Eckdaten

Portion: 1, Punkte: 10, Zubereitung: 10 Minuten

BROKKOMOLE - GUACAMOLE AUS BROKKOLI

Zutaten:

- 200g Brokkoli, gedünstet
- 1,5 EL Zitronensaft
- 1 Messerspitze Kreuzkümmel
- ¼ TL Knoblauchpulver
- ¼ TL Chili Pulver
- 1 EL TK-Zwiebelwürfel
- 1 Tomate, gewürfelt
- Salz zum Abschmecken

Zubereitung:

1. Gib alle Zutaten bis auf die Tomatenwürfel, für 5 Sekunden auf der Stufe 8 in den Thermomix.
2. Anschließend gibst du die Tomatenwürfel hinzu und vermengst alles 5 Sekunden lang, im Linkslauf, auf der Stufe 3. Schmecke den Dipp nun noch mit etwas Salz ab.
3. Schneide dir nun noch dein Lieblingsgemüse (Gurke, Möhre, Kohlrabi, Sellerie, Tomate, usw.) in Streifen und genieße deinen 0 Punkte Snack.

Eckdaten

Portion: 1, Punkte: 0, Zubereitung: 10 Minuten

Feierabend-Falle 3: Der Feierabend-Drink

Nach Hause kommen und ein leckerer Feierabend-Drink zum „Runterkommen". Für viele Menschen ist das schon fast eine Selbstverständlichkeit. Doch gerade Alkohol ist ein großer Figurkiller. Das liegt daran, dass Alkohol viele leere Kalorien enthält. Dazu kommt, dass Alkohol auch den Schlafrhythmus gehörig durcheinanderbringen kann. Doch ein unregelmäßiger Schlaf wirkt sich auch auf die Hormone aus, die für Appetit und Hunger zuständig sind. So bekommst du vermehrt Appetit auf Zwischenmahlzeiten, die deine Figur zusätzlich belasten.

Wenn du auf dein Gläschen am Abend nicht verzichten kannst, greife besser zu Wein als zu Bier. Doch berücksichtige die zusätzlichen Kalorien in deinem Tagesplan, so dass du dich mit dem Getränk nicht selbst sabotierst.

Feierabend-Falle 4: Zu spät ins Bett

Zu müde, um ins Bett zu gehen? Das passiert vielen. Doch willst du schlank werden und bleiben, solltest du auf 7-8 Stunden ungestörte Nachtruhe achten. Ganz gleich, wie groß die Versuchung ist, achte auf einen regelmäßigen Schlaf. So werden deine Mahlzeiten regelmäßiger, du vermeidest nächtliche Futterattacken und hast allgemein mehr Kontrolle über dein Essverhalten.

Du musst beim Abnehmen nicht alleine sein. Neben Verbündeten, die dich bei deinem Vorhaben unterstützen, können auch Hilfsmittel das schlanke Leben erleichtern. Eines der besten und vielfältigsten Hilfsmittel auf deinem Weg ist sicherlich dein Thermomix. Nutze ihn und du wirst sehen, wie viel leichter dir das Kochen und Planen deiner Mahlzeiten fällt. Über den Thermomix und andere Hilfsmittel wirst du in dem nächsten Kapitel mehr erfahren können.

24: Lass Dir helfen, Dein Thermomix nimmt den Auftrag ernst

Abnehmen mit Hilfsmitteln

„Eine starke Gemeinschaft" - dieser Werbeslogan hat es in sich. Warum solltest du dich alleine mit deinen Figurproblemen herumschlagen, wenn es doch viel leichter geht sich dabei helfen zu lassen? Da ich mir das auch so gedacht habe, werde ich dir in diesem Kapitel die wichtigsten Hilfsmittel vorstellen, die dich extrem beim Abnehmen unterstützen können.

Körperwaage
Eine Körperwaage kann dir gute Dienste leisten. Auch wenn kein Mensch möchte, dass du dich verzweifelt an ihre Ergebnisse klammerst, hilft sie dir doch dabei, zu kontrollieren, inwieweit du mit deinen Bemühungen Erfolg hast. Vor allem eine Waage, die eine Analyse der verschiedenen Strukturen des Körpers, also Wasser, Körperfett und Magermasse vornimmt, gibt dir recht objektive Wert. So erfährst du eben nicht nur, wie viel du aktuell wiegst, sondern auch - und das ist besonders wichtig, wenn du Sport und Ernährung miteinander kombinierst -, wie es um die Zusammensetzung deines Gewichts bestellt ist. Denn es kann frustrierend sein, wenn man seine Ernährung umstellt, beim Sport viel Schweiß verliert und die Waage trotzdem mehr anzeigt. Gut zu wissen, dass die schwerere Muskelmasse zu Buche schlägt.

Maßband
Das gute, alte Maßband kann dir manchmal die schöneren Erlebnisse bescheren als die Waage. Denn gerade Sport macht sich recht schnell in komplett veränderten Körpermaßen bemerkbar. Fett an Bauch, Beinen und Po wird abgebaut und Muskeln an Beinen, Armen, Taille und sonstigen Körperteilen bilden sich. Wo zuvor noch eine unschöne, wabbelige Masse war, strafft sich die Haut wieder um definierte Muskeln. Die neuen, verbesserten Maße geben dir beim Eintragen in dein Abnehm-Tagebuch eine ganz besondere Genugtuung.

Abnehm-Tagebuch
Ein Abnehm-Tagebuch, in das du alles einträgst, was mit dem Abnehmen zu tun hat, betrachte ich als Pflicht. Es hilft dir in vielen Belangen. Du kannst und solltest mit diesem Tagebuch schon beginnen, bevor dein eigentliches Abnehm-Programm startet. So kannst du dir schon einmal einen sehr guten Überblick über den Ist-Zustand machen. Deine Körperdaten und ein Vorher-Bild gehören genauso dazu, wie eine genaue Aufstellung darüber warum, wann und was du in dieser Zeit alles isst.

Das hilft dir dabei, dir darüber klarzuwerden, wo die Ursachen deines Übergewichtes zu finden sind. Darauf kannst du dann in deinem Abnehm-Programm direkt Rücksicht und vor allem Einfluss nehmen, umso schneller mehr Erfolg haben zu können. So wird dein Programm zu einer Lebens-verändernden Aktion. Mal sehen, vielleicht verlierst du neben dem einen oder anderen Kilo auch gleich noch Stress und einige andere ungesunde Lebensgewohnheiten.

Thermomix

Ein ganz wichtiges Element beim Abnehmen und vor allem beim Schlankbleiben ist gesunde, frische und wertvolle Nahrung. Denn dein Körper muss adäquat ernährt werden, damit du keine Heißhungeranfälle bekommst oder sonst welche Figur schädigenden Verhaltensweisen annimmst. Doch wenn du keinen Spaß am Kochen hast, wird es schwer, auf Dauer am Ball zu bleiben.

Deswegen lege ich dir unbedingt nah möglichst viele Gerichte mit dem Thermomix zuzubereiten. Denn mit der Riesenauswahl an schlanken Rezepten, die du dank der vielfältigen Funktionen dieses smarten Küchenhelfers einfach, schnell und lecker nachkochst, macht selbst dem größten Kochmuffel das Zubereiten einer gesunden und vor allem figurfreundlichen Mahlzeit Spaß. Ganz gleich, ob Frühstück, Mittag- oder Abendessen, dein Thermomix lässt keine Wünsche offen.

Dabei spielt es gar keine Rolle, für welche Ernährungsform du dich entscheidest: Für alle gibt es eine enorme Auswahl an köstlichen Rezepten. Alle von Menschen wie du und ich erprobt und für gut befunden!

Du machst eine kalorienbasierte Diät?

Sehr gut! Die Wiegefunktion des Thermomix lässt dich alle Zutaten grammgenau abwiegen. Du machst eine Low Carb Diät? Alles bestens! Hunderte von Low Carb Rezepten helfen dir dabei, köstliche Gerichte zu jeder Tageszeit zu genießen und damit abzunehmen, ohne zu hungern. Selbst auf Süßes musst du mit Low Carb Nachtischen aus dem Thermomix nicht verzichten.

Du siehst, mit dem Thermomix hast du einen deiner stärksten Verbündeten im Kampf gegen überflüssige Pfunde an deiner Seite. So macht jedem das Kochen Spaß, denn noch nie war es so einfach und noch nie ging es so schnell, ein gesundes, leckeres und schlankes Essen auf den Tisch zu bringen!

Manche Menschen müssen immer allen Trends und Entwicklungen hinterherlaufen. Wenn du es lieber altmodisch-analog magst, wirst du dich über die Tipps aus dem nächsten Kapitel freuen. Freue dich auf analoge Hilfsmittel beim Abnehmen.

25: Analoge Hilfsmittel, die Dir auf deinem schlanken Weg bei Seite stehen

Zugegeben, der Weg in dein schlankes Leben ist nicht immer nur mit Rosen gepflastert. Da kann es auch einmal schwer werden. Denke daran, vor allem, wenn du einen langen Weg vor dir hast, ist es wichtig, dass du dir auch einmal Zeit zum Genuss nimmst. Ganz gleich, ob du dich durch eine Massage verwöhnen lässt, dir bei einem Bad oder Saunabesuch Entspannung gönnst, oder auch einfach mal ein Wochenende lang nur ausspannst.

Zum Genuss kann es jedoch auch gehören, dass du dir einmal dein Lieblingsgericht gönnst. Keine Sorge, deswegen ist noch lange nicht dein Diäterfolg gefährdet. Ganz im Gegenteil: so kannst du wirkungsvoll unkontrollierten Essanfällen vorbeugen.

Doch übertreiben solltest du mit solchen Ausflügen in alte Gewohnheiten nicht. Dabei helfen, den Überblick zu behalten, kann dir ein **Essenstagebuch**. In diesem solltest du dein Gewicht, aber auch all das notieren, was du über den Tag verteilt zu dir nimmst. Nicht nur alles, was du isst, sondern auch alle Getränke, sogar Wasser. Idealerweise hältst du auch die Zeit fest, zu der du etwas zu dir nimmst. So bekommst du Auskunft darüber, welche Essensgewohnheiten du hast. Wann isst du? Was isst du? Warum isst du?

Du erhältst aber auch eine Antwort auf Fragen wie: **„Durch welche Nahrungsmittel und Nahrungsmittelkombinationen nimmst du zu oder auch ab?"** Die Antwort kriegst du ja spätestens am Folgetag auf der Waage.

Übrigens solltest du auch beachten, dass deine Trinkmenge und sogar die Zeit, zu der du trinkst, einen erheblichen Einfluss auf dein aktuelles Körpergewicht haben können. Trinke also am besten deine Tagesmenge schon vor 19 Uhr.

Verwende für dein Essenstagebuch am besten ein Notizbuch im Din-A-5- oder Din-A-6-Format. Dann startest du morgens damit, auf der linken Seite die ersten Eintragungen zu machen. So hast du später die Möglichkeit, auf der rechten Seite noch Ergänzungen zu machen, wenn du dir später die ganze Sache noch einmal durcharbeitest.

Ein kleines Format deines Tagebuches hat den Vorteil, dass du es ständig bei dir tragen kannst. So kannst du jedes Mal, wenn du es brauchst, es aus der Tasche nehmen und deine Aufzeichnungen ergänzen.

Es ist auch anzuraten, dass du alle deine Mahlzeiten für die kommende Woche schon am Wochenende zuvor durchplanst. Das erleichtert dir das Einkaufen genauso wie die sonstige Planung und Durchführung der Essensvorbereitung. Sorge dafür, dass du die richtigen Kochbücher im Hause hast, damit du eine Übersicht über die benötigten Zutaten bekommst.

Sei konsequent beim Einkaufen und hüte dich vor Spontaneinkäufen. Was du nicht im Haus hast, wirst du auch nicht essen. Unsere exakten, 1:1 nachkochbaren Rezepte machen dir das Planen leicht.

Eine **Nährstofftabelle** kann dir, vor allem wenn du noch wenig Erfahrung mit gesunder Ernährung hast, sehr viel Hilfe bieten. Du bekommst dadurch schnell ein Gefühl dafür, welche Nahrungsmittel ein gutes Verhältnis zwischen Energiemenge und Nährstoffen aufweisen. Denn je hochwertiger deine Lebensmittel sind, desto besser. Du kannst deinem Körper alles liefern, was er benötigt. Suchst du dazu aber die Lebensmittel aus, die dir wenig Energie liefern, kannst du clever erfolgreich abnehmen.

Gerade Menschen, die nicht gewohnt sind, Sport zu treiben, sollten es sich so einfach wie möglich machen, damit zu starten. Das kannst du damit erreichen, dass du dir einen Gymnastikball für zu Hause kaufst oder einfach nur ein Springseil. So einfach und kostengünstig solche Maßnahmen erst einmal scheinen, sie können es ungemein in sich haben. Zum einen kann jeder ganz schnell damit umgehen, ohne erst stundenlang zu lernen, wie er diese Apparate handhaben muss. Dazu sind sie einfach sichtbar aufzubewahren, so dass du sie immer in Sichtweite hast. Vergessen, heute zu trainieren? Nein, das ist nur eine faule Ausrede. Du kannst mit solchen analogen Helfern problemlos zu Hause trainieren und auch einmal nur ein paar wenige freie Minuten nutzen. Keine langwierige Anfahrt, keine Folgekosten, keine lange Aufbauarbeit.

Auch bei der größten Disziplin kann es vorkommen, dass du deinen Hunger nicht im Griff hast. Vor allem wenn dies zu regelmäßigen Tageszeiten vorkommt, kannst du auch einmal zu pflanzlichen Quellstoffen greifen. Das sind meist Pulver, die du mit viel Flüssigkeit einnimmst. Sie quellen in deinem Magen dann auf und vermitteln dir dadurch ein Sättigungsgefühl. Sie können, einmal aufgequollen, bis zu achtzehn Mal so voluminös sein wie zu Beginn. So wirst du automatisch weniger Essen zu dir nehmen, auch wenn es sich dabei um deine Lieblingsspeise handelt. Beachte aber bitte, dass die Einnahme solcher Stoffe nur die Ausnahme sein sollte und nicht die Regel, immerhin möchtest du ja erreichen, dass du dauerhaft schlanke Gewohnheiten erlernst.

Du liebst es eher digital und dir kann es gar nicht Hightech genug sein? Dann lass dir doch einfach durch die richtigen digitalen Helfer den Alltag erleichtern. Wie das aussehen kann, erfährst du in dem nächsten Kapitel.

26: Der neue Thermomix und andere digitale Helfer zur Idealfigur

Die moderne Zeit erleichtert uns viele Bereiche des alltäglichen Lebens. Die verschiedensten Haushaltsgeräte lassen sich inzwischen einfach zentral steuern, selbst, wenn wir gar nicht anwesend sind. Längst hat die Vernetzung vieler Maschinen Einzug in unseren Häusern gehalten und der Schlüssel zum Glück sind das Internet und vielfach das Smartphone.

Deswegen möchte ich diesen Westentaschen-Computern zuerst die Aufmerksamkeit schenken. Es gibt tatsächlich eine große Auswahl an Erweiterungsprogrammen, so genannten Apps für Smartphones, die dir bei deinem Vorhaben behilflich sein können. Sie sind schnell aus den entsprechenden Plattformen wie

https://play.google.com/store
oder
https://www.apple.com/de/
heruntergeladen und auf dem Gerät installiert.

Activity Tracker

Activity Tracker sind Apps, die deine Bewegungen verfolgen und für dich errechnen, wie viel Energie du an deinem Tag durch Bewegung verbraucht hast. Gleich ob du dich auf der Arbeit hin und her bewegst, durch den Park trottest oder ein anderes Fitnessprogramm absolvierst, mit ein paar wenigen Einstellungen ist alles protokolliert.

Gesundheitstracker

Gesundheitstracker gehen einen Schritt weiter. Mit ihnen kannst du neben deinen reinen sportlichen Aktivitäten auch alle anderen Bemühungen protokollieren, die du im Rahmen deines Abnehm-Programms unternimmst. Du kannst diese also ähnlich verwenden wie ein Abnehm-Tagebuch. Sei es deine Flüssigkeitsmenge, die Lebensmittel, die du zu dir genommen hast, deine sportlichen Aktivitäten, deinen Puls und deinen Blutdruck – alles kannst du mit solchen Apps verwalten. Selbst deine Schlafgewohnheiten hält ein solches Mini-Programm fest.

Notierst du deine Lebensmittel darin, rechnen solche Apps meist auch noch gleich den Kaloriengehalt deines Essens aus.

Nährwert-Tabellen

Eine ganz praktische Unterstützung im Alltag bieten Nährwert- und Kalorientabellen. Sie geben dir schnell Übersicht darüber, welche Lebensmittel welchen Gehalt haben. So wird es leichter für dich, die richtigen Ess-Entscheidungen zu treffen. Eine gute Nährwert Tabelle sollte dir mindestens Auskunft über die 3 wichtigen Nährstoffarten (Kohlenhydrate, Eiweiße und Fette) geben, während eine Kalorientabelle nicht so weit gehen muss.

Trennkost-Apps

Eine Auswahl an Trennkost-Apps erleichtert dir den Einstieg in die Welt dieser Abnehm-Philosophie. Hier findest du teilweise Infos und Hintergrundwissen zu dieser Ernährungsform aber auch Rezepte bringen dich teilweise weiter.

Thermomix-Apps

Du bist ein Thermomix-Anfänger oder ständig auf der Suche nach neuen Anregungen, Rezepten und Tipps? Dann wird dich sicher die große Auswahl an Apps begeistern, die es rund um den Küchenroboter gibt.

Seit 2014 ist der neue Thermomix TM5 auf dem Markt. War schon sein Vorgänger, der TM31 mit einer Menge digitaler Funktionen ausgestattet, so treibt es der TM5 auf die Spitze. Cookidoo ist die Schnittstelle, mit der du die original Thermomix App personalisieren kannst. So steht dir eine ganze Welt an Rezepten zur Verfügung. Analoge und digitale Kochbücher zu den verschiedensten Themen und Ernährungsformen runden das digitale Angebot ab. So hast du nicht nur jederzeit Zugriff auf deine Lieblingsrezepte, sondern kannst dir unterwegs einen Wochenplaner sowie eine Einkaufsliste erstellen lassen. Die Rezepte, die du dir unterwegs ausgesucht hast, kannst du über die Schnittstelle Cook-Key dann zu Hause bequem per W-LAN auf deinen Thermomix TM5 übertragen.

Was, wenn du zunächst prima abgenommen hast und ganz stolz auf dich bist, aber kaum beginnst du wieder ein bisschen mehr zu essen, hast du in nullkommanix wieder alles drauf? Schlimmer noch, nach ein paar Tagen schreien dich plötzlich Zahlen auf der Anzeigetafel deiner Waage an, vor denen du dich immer gefürchtet hast. Der Jojo-Effekt hat wieder zugeschlagen. Wie du es schaffst, Dank deines Thermomix diesem gefürchteten Erfolgskiller zu entkommen, zeige ich dir in dem nächsten Kapitel. Bleibe dran und werde endlich erfolgreich schlank.

27: Der gefürchtete Jo-Jo Effekt - bleibe mit dem Thermomix auf dem schlanken Weg

"3,5 kg in zwei Tagen!", „10 kg in drei Wochen" oder auch „Die Last Minute Diät, mit der du bis zum Sonntag deine Bikini-Figur wieder hast". So und so ähnlich klingen die Versprechen von Blitzdiäten. Doch so verlockend es auch klingt: solche Blitzdiäten sind ungeeignet, um dauerhaft schlank zu werden und es auch zu bleiben.

Dass dies so ist, liegt zum großen Teil an der Menschheitsgeschichte und daran, dass unser Organismus extrem anpassungsfähig ist. Denn die Tatsache, dass wir nur warten müssen, bis der Supermarkt am Vormittag seine Pforten öffnet, um alle Köstlichkeiten dieser Welt zu Füßen liegen zu haben - dieses Schlaraffenland ist erst seit sehr kurzer Zeit in Deutschland real. So kurz, dass sich unser Organismus noch lange nicht anpassen konnte.

Vielmehr war und ist es in vielen Teilen der Welt auch heute noch normal, dass es immer wieder zu Zeiten kommt, in denen die Nahrung knapp ist. Sei es, dass ein Winter besonders kalt und lang ist, es zu einer Missernte kommt oder Krankheiten und Kriege über das Land ziehen. Ursachen gab und gibt es genug, dass Nahrung nicht oder zumindest nicht in ausreichender Menge und in der uns gewohnten Vielfalt zur Verfügung steht.

Nehmen wir weniger Nahrung zu uns als gewohnt, beginnt unser Körper dementsprechend schon sehr schnell damit, sich auf einen Notstand einzustellen. In weiser Voraussicht beginnt er damit seinen Energieverbrauch zu senken. Er kommt also schon nach kurzer Zeit mit der geringeren Essenszufuhr zurecht, ohne an überlebenswichtiger Substanz zu verlieren.

Bleibt die Notsituation bestehen, das heißt, quälst du dich weiter damit, zu wenig zu essen, beginnt der Körper dann erst damit, seine eigenen Energiereserven, sprich eingelagertes Fett zur Energieversorgung anzugreifen.

Doch merkt er sich, dass Not bestand, und versucht sich für eine mögliche nächste Krisenzeit vorzubereiten. Beginnst du irgendwann damit, wieder mehr zu essen, wird er zunächst den Überschuss schnell als zukünftige Notreserve in die Fettdepots einlagern, bevor er damit beginnt, seinen Energieverbrauch wieder zu steigern. Das bedeutet für dich dann aber leider: Dein Körper beginnt ganz schnell damit, das Körpergewicht wieder zu steigern.

Doch damit nicht genug. Denn seiner Logik folgend, will dein Körper das nächste Mal noch besser vorbereitet sein. So lagert er nach Möglichkeit gleich noch ein paar Extra Kilos an Fettdepots ein. Diese Vorsichtsmaßnahme ist als Jo-Jo Effekt bekannt.

Hier die ultimativen Tipps, wie du den Jo-Jo Effekt vermeiden kannst:

Nimm langsam ab:

Werde nicht ungeduldig beim Abnehmen. Denke daran, dass schnell abgenommenes Gewicht auch schnell wieder auf den Hüften landet. Vor allem Mono Diäten und Crash Diäten sorgen für anschließende Heißhungerattacken, was den Jo-Jo Effekt noch zusätzlich verstärkt.

Baue Muskelmasse auf:
Um den Energieverbrauch in deinem Körper möglichst hoch zu halten, solltest du zu deinem Ernährungsprogramm auch gleich Muskelmasse aufbauen. Das kannst du mit einem geeigneten Trainingsprogramm erreichen.

Vermehre die Anzahl der Kraftwerke in deinen Zellen:
Mitochondrien, die Kraftwerke der Zellen, sind es, die in jeder einzelnen Körperzelle Nahrungsenergie in Arbeitsenergie umwandeln. Ihre Anzahl in den Zellen kannst du mit Hilfe eines regelmäßigen Ausdauertrainings erhöhen.

Stelle nach der Diät deine Ernährung langsam wieder um:
Versuche, nachdem du dein Gewicht erreicht hast, kontrolliert und langsam zu einer dauerhaft praktikablen Ernährungsform zurück zu kommen. Sonst droht dir schnell der Jo-Jo Effekt.

Stelle deine Ernährung dauerhaft um:
Deine Ernährungs- und Lebensgewohnheiten haben dazu geführt, dass du zu viel Gewicht auf die Waage gebracht hast. Ganz gleich, ob dies langsam oder schnell passiert ist, am Ende warst du übergewichtig. Das bedeutet aber auch, dass du nach einer Diät nicht wieder in alte Gewohnheiten zurück verfallen darfst, wenn du dauerhaft schlank bleiben möchtest.

Stattdessen ist es wichtig, dass du eine abgemilderte Form der Ernährungsform praktizieren solltest, mit der du auch abgenommen hast.

Damit dir die Ernährungsumstellung leicht fällt, sie schnell geht und auch noch Spaß macht, setze doch einfach auf einen starken Verbündeten: auf deinen Thermomix. Mit seinen ganz einfachen Schritt-für-Schritt Rezepten macht er aus dir einen begeisterten Kochprofi, mit Geling-Garantie!

Mit deinem Thermomix hast du dauerhaft die komplette Kontrolle über die Nahrung, die du dir zuführst. Du ernährst deinen Körper und enthältst ihm nichts vor. Das heißt, gibst du ihm alles, was er zum Gesundsein benötigt, wird er dich mit einer guten Figur, einer großartigen Gesundheit und blendendem Aussehen belohnen. Gibt es bessere Argumente, als mit leichten und einfachen Thermomix Rezepten, endlich schlank und schön zu sein? Das wichtigste ist natürlich, dass du eine Liste von Lieblingsrezepten anfertigst, an denen du dauerhaft Gefallen hast.

Hier ein tolles **Schlank-Rezept**:

Schlankes Proteinbrot
Dieses köstliche Brot kannst du auch in Low Carb und anderen Trennkostdiäten bedenkenlos zum Abendbrot essen, denn in diesem Rezept verzichtest du komplett auf Mehl. Stattdessen brauchst du 60 g Mandeln, 160 g gelbe Leinsaat, 130 g Gluten, 1 Packung Trockenhefe oder auch ein Würfel frische Hefe, 1 TL Salz und 300 ml Wasser.

Wie immer beim Thermomix beginnen wir mit den trockenen Zutaten. Gib also zunächst die Mandeln für 10 Sekunden bei Stufe 10 in den Mixtopf. Danach kannst du schon alle anderen Zutaten einfüllen und das Ganze mit dem Knethaken für 2 Minuten kneten.

Nimm eine Kastenform von 25 cm Länge und lege sie derweil mit Backpapier aus. Fülle die Brotmasse hinein und lasse die Hefe an einem warmen Ort etwa 30 Minuten gehen. Zum Ende dieser Zeit heizt du deinen Backofen auf 180 °C vor und stellst dein Brot für 50 Minuten zum Backen in die Röhre. Lass es dir schmecken!

Wenn du einem festen Diätplan folgst, fühlst du dich sicher. Du weißt ganz genau, an welche Regeln du dich halten sollst und kannst sicher sein: auch wenn es vielleicht nicht immer so viel wie erhofft ist, aber Gewicht wirst du verlieren, so lange du dich daran hältst. Wie anders sieht es doch aus, wenn du die eigentliche Abnehmphase hinter dir hast? Dann willst du ja dein Gewicht halten, aber trotzdem auch leckere Sachen schlemmen können. Wie du das schaffst, zeige ich dir in dem nächsten Kapitel.

28: Mit dieser Ernährung schaffst Du es, Dein Gewicht zu halten

Sicher hast du dich auch schon oft gefragt, wie es sein kann, dass manche Menschen es schaffen, schlank zu bleiben, aber trotzdem immer wieder über die Stränge schlagen. Schlank sein und schlank bleiben bedeuten tatsächlich nicht, dass du ein Leben lang auf Diät sein musst. Ganz im Gegenteil, damit du schlank bleiben kannst, kommt es in erster Linie darauf an, was du zu dir nimmst.

Iss einen Salat vorweg:

Vor allem, wenn du es gewohnt bist, bei leckerem Essen gerne ein zweites oder gar drittes Mal zuzugreifen, wird dir dieser Trick helfen, schlank zu bleiben. Bevor du mit dem Kochen beginnst, solltest du dir zunächst einen Salat zubereiten. Diesen stellst du dir schon auf den Tisch, dann hast du später keinen Zeitdruck. Isst du vor der Hauptmahlzeit schon einmal einen Salat, dann wird dieser bereits deinen Magen füllen, so dass du weniger von der Hauptmahlzeit benötigst, um satt zu werden. Wähle eine Salatsauce aus, die wenig Energie, dafür aber wertvolle, pflanzliche Fette enthält.

Einige leckere Vorschläge:

COUSCOUSSALAT

Zutaten:

- 300g vorgegarter Couscous
- 2 Paprika
- 2 Strauchtomaten
- 1 rote Zwiebel
- 1 Knoblauchzehe
- 1 Handvoll frische Minze
- 300ml Gemüsebrühe
- 2 EL Tomatenmark
- Saft von ½ Zitrone
- Salz und Pfeffer zum Abschmecken

Zubereitung:

1. Schäle zunächst die Zwiebel und den Knoblauch.
2. Die Strauchtomaten viertest du und die Paprika schneidest du in mundgerechte Stücke.
3. Nun gibst du das Gemüse mit dem Tomatenmark und der Gemüsebrühe in den Thermomix und vermengst alles 60 Sekunden lang auf der Stufe 6.
4. Anschließend gibst du den Inhalt aus dem Thermomix in eine Salatschüssel, vermengst alles mit dem vorgegarten Couscous und schmeckst den Salat nun noch mit etwas Salz und Pfeffer ab.
5. Hacke die frische Minze nun noch in kleine Stücke und gib diese, zusammen mit dem Zitronensaft, über den Couscoussalat.

Eckdaten

Portion: 4, Punkte: 4, Zubereitung: 20 Minuten

Iss die richtigen Snacks:

Die meisten schlanken Frauen lassen die Finger von Chips und Co. Auch Schokolade essen sie normalerweise nur bewusst und nur ganz wenig auf einmal. Stattdessen setzen sie viel eher auf natürliche Knabbereien, wie Trockenfrüchte oder Nüsse. Diese liefern **viele wertvolle Nährstoffe** und machen schnell satt. Dabei sind sie im Großen und Ganzen naturbelassen und frei von chemischen Zusätzen und süchtig machenden Geschmacksverstärkern. Auch leckere, vitaminhaltige und vor allem selbst gemachte Smoothies bringen schnell viele Nährstoffe und lassen den Hunger auf Süßes schnell vergessen. Auch eine köstliche Nicecream kann deinen Tag versüßen und einen allzu heißen Sommertag zu etwas Besonderem machen. Mit dem Thermomix ein schneller und einfacher Genuss.

Einige Smoothie Rezepte als Inspiration:

PINKER KOKOS SMOOTHIE

Zutaten:

- 40g Himbeeren
- 5 Erdbeeren
- 1 kleiner Apfel
- 100ml Kokosmilch, fettarm

Zubereitung:

1. Gib alle Zutaten bis auf die Kokosmilch, für 15 Sekunden auf der Stufe 10 in den Thermomix (den Apfel solltest du zuvor entkernen).
2. Folgend gibst du die Kokosmilch hinzu und vermengst alles für weitere 20 Sekunden auf der Stufe 10.

Eckdaten

Portion: 1, Punkte: 7, Zubereitung: 10 Minuten

PETERSILIEN-GURKEN-SMOOTHIE MIT BIRNEN

Zutaten:

- 1 Bund Petersilie
- 1 Bio-Salatgurke, mit Schale
- 3 Birnen
- 1 Grapefruit
- 500ml Wasser, kalt

Zubereitung:

1. Gib zunächst die Petersilie, die Gurke (in Stücken) und die Birne (entkernt und in Stücken) in den Thermomix.
2. Presse die Grapefruit aus und gib den Saft mit in den Thermomix zu den übrigen Zutaten.
3. Nun setzt du den Messbecher in den Thermomix ein und pürierst alles 1 Minute lang auf der Stufe 10.
4. Füge nun das Wasser hinzu und lass abschließend alles für weitere 30 Sekunden auf der Stufe 10 pürieren.

Eckdaten

Portion: 3, Punkte: 0, Zubereitung: 10 Minuten

Hier ein superschnelles und vor allem superleichtes und schlankes **Nicecream-Rezept**, das dir den Tag versüßt, ohne Reue. Deine Lieben werden gerne mit dir schlemmen, weswegen ich dir das Rezept gleich für 4 Portionen liefere:

3 reife und tiefgefrorene Bananen (schneide sie im Vorfeld schon in mundgerechte Stücke und friere diese in einer Tiefkühltüte für mindestens 12 Stunden ein), 3 Esslöffel echten, entölten Kakao, 50 g Milch.

Die Zubereitung: ist denkbar einfach: Du gibst alles zusammen in den Mixtopf deines Thermomix und stellst diesen für 10 Sekunden auf Stufe 10, so dass die Nicecream herrlich cremig wird. Sollten die Masse nicht cremig genug werden, hebe kurz den Messbecher ab und gebe ein wenig mehr Milch dazu. Für die lieben Kleinen kannst du auch gerne noch einige Schokoladen Stückchen mit unterheben.

Setze auf Obst und Gemüse:

Kaum ein anderes Lebensmittel kann so viel Gutes für deinen Körper tun, wie Obst und Gemüse. Dabei spielt es keine Rolle, ob du sie in roher Form oder lieber gedünstet, gekocht oder gebraten isst. Die von der Deutschen Gesellschaft für Ernährung empfohlene Tagesmenge von 400 g verarbeitest du schnell und köstlich in deinem Thermomix. So wirst du nicht nur schlanker, sondern diese Vitamin- und Nährstoffbomben machen dich natürlich schön, von innen heraus. Deine Haut wird es dir besonders danken.

Ein Beispielrezept hierzu:

PAPAYAKOMPOTT

Zutaten:

- 2 reife Papayas
- 200g Litschis
- 300ml Ananassaft

Zubereitung:

1. Halbiere und entkerne die Papayas und entferne die Haut, bevor du das Fruchtfleisch in Würfel schneidest.
2. Anschließend schälst du die Litschis, halbierst sie und entfernst auch hier die Kerne.
3. Gib nun jeweils 1/3 der Papayas und der Litschis, zusammen mit dem Ananassaft, in den Thermomix und pürier alles auf der Stufe 10.
4. Erhitze das Fruchtpüree nun kurz bei 100°C auf der Stufe 3, gib das restliche Obst mit hinzu und lass alles für weitere 20 Minuten leicht einköcheln. Besonders gut schmeckt das Püree, wenn dddddu es noch warm genießt.

Eckdaten:

Portion: 4, Punkte: 2, Zubereitung: 30 Minuten

Vermeidungsstrategie:

Wenn du natürlich schlanke Menschen in ihren Gewohnheiten beobachtest, wirst du feststellen, dass diese häufig, viele Dinge verschmähen, die übergewichtige Menschen als unnötige Dickmacher „nebenbei" essen.

Sei es die Dekoration auf dem Teller, der Keks zum Kaffee, die letzte Kartoffel in der Schüssel, der Klecks Sauce, der sonst übrigbleiben würde und, und, und.

Vermeide in Zukunft alle die Dinge, die unnötig sind oder dir eigentlich eh nicht schmecken. Probiere doch einmal dein Sandwich mit Tomatenmark, anstatt Butter darauf zu schmieren. Das macht dieses nicht nur würziger, sondern spart dir pro Brot etwa 70 kcal. Stell dir vor, du isst täglich 3 Brote, dann ergibt das eine Kalorienbilanz von 76.650 kcal, die du dir mit dieser einfachen Maßnahme jedes Jahr sparen kannst. Das könnte im schlimmsten Fall den Unterschied zwischen 10 kg Körperfett mehr oder weniger ausmachen!

Ab und an mal alle Fünfe gerade sein lassen:

Da du nun nicht mehr auf Diät bist, ist es wichtig, dass du tatsächlich ausgewogen und vielseitig isst. Dazu darf es ab und zu auch einmal dein Lieblingsgericht aus alten, nicht so schlanken Tagen sein, welches auf den festlichen Tisch kommt.

Wichtig ist, dass du auch an solch einem Tag bewusst und glücklich isst. Würdige dein Essen in gebührender Weise. So kann das Essen zu etwas ganz Besonderem werden. Vor allem vermeidest du damit, dass Essen für dich zu einer emotionalen Angelegenheit wird.

Das Leben ist zu kurz, um verbittert auf jede Kalorie und jedes Lebensmittel schauen zu müssen. Willst du ein einigermaßen glückliches und vor allem schlankes Leben führen, dann erlaube und gönne dir immer wieder einmal deine Lieblingsgerichte. Deine Gleichung für die Zukunft sollte lauten: **Iss ausgiebig das Richtige und maßvoll vom Falschen.**

Wenn du zu den Menschen gehörst, die sich nicht 24 Stunden im Griff haben, sondern die vielmehr täglich Schlachten mit ihrem inneren Schweinehund austragen, werden dir sicher die Tipps aus dem nächsten Kapitel helfen. Mit diesen kannst **auch du** ein schlankes Leben führen - dauerhaft!

29: Die ultimativen Psychotricks, die dich dabei unterstützen, schlank zu bleiben

Dass eine schlanke Figur nicht nur etwas mit den Nahrungsmitteln zu tun hat, die du jeden Tag isst, das weißt du ja nun. Wie du dieses Wissen in deinem Alltag für dich arbeiten lassen kannst, das erfährst du in diesem Kapitel.

Trenne Emotionen und Essen:

Vermeide es, zu essen, wenn deine Emotionen überkochen oder du dich gelangweilt fühlst. Denn Emotionen sind kein guter Ratgeber für eine gesunde und schlanke Ernährung. Lerne in dich hineinzuhören und auf deinen Körper zu achten. Trainiere dir Ersatzhandlungen an, wenn du gestresst oder unter Druck bist. Bewege dich lieber zunächst ordentlich und spüre dann in dich hinein, um zu erfahren, ob du tatsächlich Hunger hast.

Alternativen für Frustessen und Co.:

Für natürlich schlanke Menschen hängt der Himmel auch nicht nur voller Geigen. Doch anstatt bei Ärger, Enttäuschung, Langeweile, Frust oder ähnlichem gleich den Kühlschrank zu plündern, haben sie alternative Strategien, um mit solchen Emotionen umzugehen. Lege dir also am besten auch einige solcher Strategien zurecht, um dauerhaft schlank bleiben zu können.

Mache dir eine Liste, auf der du notierst, was dich wirklich glücklich macht: deine Lieblingsmusik, ein ausgiebiges Telefonat mit deiner besten Freundin, ein wohliges Wannenbad, eine Shoppingtour oder vielleicht auch ein Kinobesuch könnten solche Strategien sein. Nimm die Liste zur Hand, wenn du bemerkst, dass du emotional aufgewühlt bist.

Lerne Achtsamkeit:

Was nützen dir all die tollen Strategien, wenn du gar nicht bewusst mitbekommst, dass du emotional erregt bist? Gar nichts. Da hilft nur, dass du dich in Achtsamkeit übst. Das bedeutet, dass du dir Ruhe und Zeit nimmst, um einmal in dich hineinzuhorchen. So kannst du lernen, dir körperliche Vorgänge bewusst zu machen und diese, später auch in anderen Lebenssituationen besser und vermehrt wahrzunehmen.

Iss in Ruhe:

Lerne, dass eine Mahlzeit eine Mahl<u>zeit</u> ist. Also eine Zeit, auf der du dich voll und ganz auf das Essen konzentrierst. Dazu gehört, dass das Ambiente für diese Mahlzeit passt. Ruhig, im Sitzen und mit wenig Ablenkung, das sind die Grundbedingungen für eine gesunde und vor allem schlank haltende Ernährung. Lerne, das Essen zu zelebrieren und vor allem bewusst zu essen. So verhinderst du, dass du unbewusst, zwischendurch unnötige und meist ungeeignete Dinge isst.

Auch das bewusste Zubereiten deiner Speisen hilft dir dabei, deine Mahlzeit intensiver und bewusster wahrzunehmen. Dabei solltest du jedoch möglichst nur positive Erlebnisse im Zusammenhang mit deinen Kocherfahrungen machen. Da hilft dir wunderbar dein Thermomix. Denn mit meinen **Schritt-für-Schritt-Rezepten**, die perfekt auf deinen Thermomix abgestimmt sind, gelingen deine Gerichte garantiert. Ohne anbrennen, ohne verkochen, immer lecker und vor allem immer wieder gleich lecker. Dafür sorgt unter anderem auch die Wiegevorrichtung, die dich jede Zutat grammgenau abwiegen lässt, direkt in den Mixtopf hinein, ohne weiteres Geschirr schmutzig zu machen, ohne umständliches Umschütten.

Je einfacher das Kochen für dich ist, desto sicherer wirst du am Ball bleiben und das selber kochen wird dir schnell in Fleisch und Blut übergehen. Beste Voraussetzungen dafür, die volle Kontrolle über alle Inhaltsstoffe in deinen Mahlzeiten zu behalten. So kannst du dich getrost für die Ernährungsform entscheiden, die zu dir passt. Egal, ob Weight Watchers, Low Carb oder irgendeine andere.

Hunger ist ein Signal:

Genau wie Müdigkeit oder auch Durst Signale deines Körpers sind, denen du Beachtung schenken solltest, ist auch der Hunger nichts Weiteres als ein Signal. Du hast keine körperlichen Nachteile, wenn du diesem Signal nicht sofort nachkommst. Du brauchst also nicht gleich in Panik auszubrechen, wenn du Hunger verspürst. Nimm ihn einfach einmal achtsam und bewusst wahr. Versuche mit Absicht ein wenig mehr Zeit verstreichen zu lassen, als nötig, bis du etwas isst. Achte darauf, was währenddessen in deinem Körper und in deiner Seele geschieht. Das kann eine sehr bereichernde Erfahrung sein.

Sei aktiv:

Die meisten Menschen, die ihr Leben lang schlank sind, treiben nicht exzessiv Sport. Manche sporteln sogar überhaupt nicht. Doch wenn du dir ihre Gewohnheiten anschaust, bemerkst du meist, dass sie sich trotzdem mehr bewegen, als viele Übergewichtige.

Mach es ihnen nach, indem du regelmäßig etwas Sport treibst und Bewegung in deinen Alltag einbaust. Sei es dein Garten, der sich über Pflege freut, dein Fahrrad, das dir beim Einkaufen dient oder indem du den ein oder anderen Weg statt mit dem Auto lieber zu Fuß bewältigst.

Dazu kann es hilfreich sein, wenn du dich und vor allem deine Reaktionen beobachtest. Du solltest eine Hausarbeit übernehmen? Anstatt dich zu beschweren, motiviere dich lieber und mache sie sofort. Vielleicht kannst du sie ja noch mit etwas Schönem kombinieren. Es regnet, so dass du lieber nicht laufen willst? Du hast doch den schönen Regenschirm oder die tolle Allwetterjacke im Schrank hängen. Nutze sie und erlebe, wie nah man sich auch bei schlechtem Wetter der Natur fühlen kann. Solche außergewöhnlichen Aktivitäten können sehr bereichernd sein.

Vermeide Verbote:

Dinge, die du dir verbietest, werden erst dadurch richtig interessant. Das kennst du sicher noch aus Kindertagen: Wird dir etwas verboten, kommen Emotionen mit ins Spiel. Doch dass Emotionen kein guter Begleiter sind, wenn es ums Essen geht, weißt du ja. Anstatt dich zu kasteien, lass besser zu, dass du die Dinge, die dir besonders lieb sind, hin und wieder ganz entspannt genießt. Sei es ein Eis, ein Riegel oder das geliebte Schweinebraten Rezept. Lerne, damit entspannter umzugehen.

Schlanke Menschen haben schlanke Gewohnheiten. Willst du es ihnen nachmachen, musst du auch einen schlanken Alltag leben. Wie so etwas aussehen kann, erfährst du in dem nächsten und letzten Kapitel. Freue dich darauf!

30: Gestalte Deinen Alltag Figur-freundlich und bleibe für immer schlank!

Der Thermomix hilft Dir dabei. - Die 7 besten „For ever Slim"-Hacks

Sicher, es gibt fast so viele verschiedene Diätformen, wie es Menschen auf unserem Planeten gibt. Da fällt es sehr schwer zu entscheiden, welche die beste für dich ist. Da hilft nur ausprobieren. Doch was auf alle Fälle machbar ist, ist zu unterscheiden, welche Maßnahmen figurfreundlich und welche eher -unfreundlich sind, denn ein Gewicht, lass uns einfach einmal 65 kg sagen, ist eben noch lange nicht nur 65 kg. Denn während eine Person mit 65 kg einen sportlichen, gesund wirkenden, straffen Body hat, sieht daneben eine andere Person mit der gleichen Größe und dem gleichen Gewicht schon leicht speckig aus.

Wenn ich also von einem figurfreundlichen Alltag spreche, dann gehören dazu eine Ernährungsform, sowie Lebensgewohnheiten, die fördern, dass du deine Figur verbesserst. Es geht also nicht nur um das Abnehmen, sondern auch um Figur-Formung.

Unter Figur-Formung versteht man, dass du deinen Körperfettanteil verminderst und gleichzeitig den Anteil an Muskelmasse erhöhst. Idealerweise bleibt dabei dein Körpergewicht gleich. Das hört sich zunächst nach nicht viel an, doch tatsächlich sieht man den Unterschied sehr extrem. Denn bei einem größeren Anteil an Muskelmasse wirkt die Figur deutlich schlanker. Die folgenden 7 Tipps helfen dir dabei, jeden Tag Figur-freundlich zu essen und zu handeln.

Iss ausreichend hochwertige Proteine:
Proteine sind die Bausteine des Körpers. Du bist also, was du isst, oder besser gesagt, du wirst zu dem, was du isst. Denn dein Organismus nutzt zugeführte Nährstoffe dazu, um sie 1:1 in deinen Organismus einzubauen. Allerdings haben Proteine und ihre Aminosäuren auch noch andere, sehr wichtige Funktionen in deinem Körper. Sie sorgen für eine gute Nährstoffversorgung durch das Blut, eine starke Immunabwehr und noch viele andere wichtige Funktionen.

Iss hochwertige Kohlenhydrate:
Kohlenhydrate sind unsere wichtigsten Energielieferanten, nur bei ihrer Auswahl solltest du wählerisch sein. Hochwertige Kohlenhydrate, vor allem am Morgen und am Mittag bringen dir Schwung und halten lange vor.

Iss wertvolle Fette:
Fette sind überlebenswichtig. Jede Körperzelle ist auf Fette angewiesen, um überleben zu können. Darüber hinaus ist unser Nervensystem besonders auf hochwertige Fette angewiesen, um einwandfrei arbeiten zu können.

Es ist jedoch nicht ausreichend, dass du gute Zutaten mit hochwertigen und frischen Inhaltsstoffen kaufst. Wichtig ist vor allem, dass möglichst viele dieser Inhaltsstoffe auch noch nach dem Zubereiten enthalten sind. Dein Thermomix ist nicht nur ein perfekter Helfer, wenn es darum geht, Rohkost zu verarbeiten, sondern kann auch mit besonders schonenden Garmethoden aufwarten. Der Varoma mit seinem Garkörbchen, zum Beispiel. Mit diesem kannst du dein Gemüse und Obst wunderbar schonend dampfgaren. So bleiben deine Speisen nicht nur sehr hübsch, sie enthalten auch nach dem Garen noch fast alle Nährstoffe. Diese können also problemlos deinem Körper zu Gute kommen.

Achte darauf, wann du was isst:
Nicht nur was du isst entscheidet, ob du schlank bleibst, sondern auch, wann du es isst. Die Faustregel gilt: **je früher am Tag, desto Kohlenhydrat-lastiger. Je später, desto mehr Proteine.**

Bereite deine Mahlzeiten zu Hause zu:
Um wirklich sicher sein zu können, dass deine Nahrung deiner Figur nutzt, solltest du sie so oft wie möglich selbst zubereiten. Nimm deine Mahlzeiten ernst und plane sie im Voraus. So kommst du so gut wie nie in die Verlegenheit, dir irgendetwas in Mund zu schieben. Mit praktischen Helfern wie dem Thermomix TM5 wirst du im Handumdrehen besser kochen, als viele Restaurants dies können. Nutze einfach mal die Rezepte aus meinem Buch hier. Ohne besondere Vorkenntnisse, ohne aufwendige Kochverfahren lernen zu müssen, aber dafür schnell, energiesparend und mit Geling-Garantie!

Bewege dich regelmäßig und ausreichend:
Ein gut funktionierender Stoffwechsel und ein hoher Anteil an Muskelmasse sorgen dafür, dass du dich wohl fühlst, Schwung hast und vor allem einen gut funktionierenden Stoffwechsel. So verzeiht dir dein Körper gerne auch einmal den einen oder anderen Fehltritt.

Ent-Stresse deinen Alltag:
Sorge für ausreichend Schlaf, von mindestens 7-8 Stunden täglich. Ausreichende Entspannungsphasen helfen dir darüber hinaus, die Produktion des Stresshormons Cortisol niedrig zu halten. Meditation, Atemübungen, Yoga, Tai Chi oder ähnliches helfen dir dabei.

Ich hoffe, dir hat diese Abnehm-Serie gut gefallen und du konntest viele interessante Eindrücke und Inspirationen mitnehmen. Doch das schönste Geschenk kannst du mir und auch dir machen, wenn du einfach direkt morgen mit dem Abnehmen beginnst.

Dabei wünsche ich dir viel Kraft, Ausdauer und vor allem Spaß und Erfolg.

Ernährungsplan – Woche 1

Tag 1

Frühstück:	Fitness Frühstück: Quark mit Chia
Mittagessen:	Gazpacho mit Paprika
Snack:	Kokospralinen
Abendessen:	Asiatische Tofupfanne

Frühstück

(2 Portionen, 5 Punkte pro Portion)

Nährwerte pro Person: 196 kcal, 17 g KH, 23 g EW, 4 g FE

Zutaten:

- 250 g Magerquark, 0,5%
- 150 g Naturjoghurt, 1,8%
- 100 g gefrorene Früchte, hier: Himbeeren
- 1 EL aufgequollene Chia Samen
- 1 TL Agaven-Dicksaft
- 1 TL Zimt
- 50 g Milch (fettarm), 1,5%

Zubereitung:

1. Die Chia Samen in der Milch ca. 1 Stunde quellen lassen.
2. Die leicht angetauten Früchte in den Mixtopf geben und für 15 Sekunden / Stufe 5 mixen und umfüllen.
3. Quark, Joghurt, gequollene Chia, Agaven-Dicksaft und Zimt in den Mixtopf geben.
4. Mit dem Schmetterling 30 Sekunden / Stufe 4 aufrühren.
5. Quark auf einen Teller geben und die Früchte dazu geben.
6. Mit etwas Zimt überstreuen und servieren.

Mittagessen

GAZPACHO MIT PAPRIKA

(2 Portionen, 5 Punkte pro Portion)

Nährwerte pro Person: 271 kcal, 51 g KH, 11 g EW, 2 g FE

Zutaten:

- 500 g Tomaten
- 2 rote Paprika
- 2 Knoblauchzehen
- 1 orange Paprika
- 1 Salatgurke
- 1 Zwiebel
- 2 Scheiben Brot
- 2 TL Olivenöl
- Salz und Pfeffer zum Würze

Zubereitung:

1. Die Salatgurke, die Zwiebel sowie die Knoblauchzehen schälen. Die Tomaten waschen und halbieren sowie die Kerne und den Stiel der Paprika entfernen.
2. Alle vorbereiteten Zutaten in den Thermomix füllen und dort auf Stufe 7 für 2 Minuten pürieren. Mit Salz und Pfeffer sowie einem Spritzer Olivenöl würzen.
3. Das Vollkornbrot in Würfel schneiden und diese in einer heißen Pfanne mit etwas Olivenöl knusprig anbraten.
4. Die Gazpacho auf vier Schüsseln verteilen und die Croutons darauf streuen. Diese Suppe lässt sich gut vorbereiten und im Kühlschrank aufbewahren.

Snack

KOKOSPRALINEN

(4 Portionen, 9 Punkte pro Portion)

Nährwerte pro Person: 244 kcal, 9 g KH, 19 g EW, 28 g FE

Zutaten:

- 250 g Quark (fettarm), 0,5%
- 75 g Kokosflocken
- 50 g gemahlene Mandeln
- 25 g Eiweißpulver mit Vanillegeschmack
- 20 ganze Mandeln (Blanchiert)

Zubereitung:

1. Die Hälfte der Kokosflocken gemeinsam mit dem Quark, dem Eiweißpulver sowie den gemahlenen Mandeln für 10 Sekunden auf Stufe 6 vermischen.
2. Die Pralinenmasse zu 25 Kugeln formen, in deren Mitte jeweils eine blanchierte Mandel gesteckt wird. Mit den Kokosflocken umhüllen und am besten über Nacht im Kühlschrank kaltstellen. Kann daher als Snack für mehrere Tage verwendet werden.

Abendessen

ASIATISCHE TOFUPFANNE

(4 Portionen, 8 Punkte pro Portion)

Nährwerte pro Person: 469 kcal, 67 g KH, 15 g EW, 14 g FE

Zutaten:

- 2 Möhren
- 250 g Tofu
- 1 rote Paprika
- 200 g Brokkoli
- 100 g Zuckerschoten
- 30 g Ingwer
- 1 Zwiebel
- 1 Zehe Knoblauch
- 1 EL Sesamöl
- 1 Esslöffel Rohrzucker
- Saft von einer Orange
- 0,2 l Kokosmilch (fettarm)
- 1 Spritzer Limettensaft
- 250 g Basmatireis
- 1 Liter Wasser

Zubereitung:

1. Tofu in kleine Würfel schneiden.
2. Zwiebel, Knoblauch und Ingwer in den Mixtopf geben und für 3 Sekunden auf Stufe 5 zerkleinern, dann das Öl hinzugeben und für 2 Minuten / Varoma / Stufe 1 andünsten. Danach den Zucker hinzugeben und für weitere 3 Minuten / Varoma / Stufe 1 dünsten. Alles im Mixtopf lassen und mit einem Liter Wasser auffüllen.
3. Das Gemüse in den Varoma legen und den Reis in den Gareinsatz füllen. Varoma aufsetzen und alles zusammen für 30 Minuten / Varoma / Stufe1 garen.
4. Den Reis warmstellen, aber den Mixtopf nicht leeren, sondern das Gemüse aus dem Varoma hineingeben und dazu den Tofu, die Kokosmilch, Orangensaft, Limettensaft und die Gewürze. Alles für 6 Minuten bei 100 °C bei Stufe 1 im Linkslauf kochen.
5. Zusammen mit dem Reis servieren.

TAG 2

Frühstück:	Thymianfrittata
Mittagessen:	Geflügelchili
Snack:	Erdbeershake
Abendessen:	Hähnchen mit Kichererbsen und Kokos-Currysoße

Frühstück

THYMIANFRITTATA

(4 Portionen, 2 Punkte pro Portion)

Nährwerte pro Person: 206 kcal, 3 g KH, 17 g EW, 14 g FE

Zutaten:

- 8 Eier
- 50 g geriebener Parmesan (fettarm)
- 2 EL frischer Thymian
- 1 Knoblauchzehe
- 50 ml Milch (fettarm)
- Salz und Pfeffer zum Würzen

Zubereitung:

1. Alle Zutaten in den Thermomix geben und kurz für etwa 30 Sekunden auf Stufe 5 miteinander vermengen.
2. Die Eimasse in eine ofenfeste Pfanne füllen und im vorgeheizten Ofen (175° C) etwa 15-20 Minuten langsam stocken lassen.
3. Auf 4 Teller verteilen und noch warm genießen.

Mittagessen

GEFLÜGELCHILI

(4 Portionen, 1 Punkt pro Portion)

Nährwerte pro Person: 70 kcal, 11 g KH, 4 g EW, 1 g FE

Zutaten:

- 400 g Putengulasch
- 1 rote Paprika
- 2 grüne Paprika
- 2 Zucchini
- 2 Chilis
- 2 Knoblauchzehen
- 2 Dosen Tomaten
- 1 Gemüsezwiebel
- 3 EL Gemüsebrühe
- 1 EL Paprikapulver
- 1 TL Currypulver
- 2 TL Olivenöl
- Salz und Pfeffer zum Würzen

Zubereitung:

1. Zwiebel, Chilis und Knoblauch auf Stufe 5 für 10 Sekunden zerkleinern. Olivenöl hinzufügen und auf Stufe 1 anbraten, bis die Zwiebel glasig ist. Danach das gewürfelte Putenfleisch hinzufügen und ebenfalls auf Stufe 1 anbraten.
2. Curry, Paprikapulver sowie Salz und Pfeffer hinzufügen und ebenfalls kurz mitbraten. Die in Streifen geschnittenen Paprika und Zucchini hinzufügen und nach etwa einer Minute mit dem Inhalt der Dosentomaten ablöschen.
3. Für 15 Minuten auf Stufe 1 kochen lassen und kurz vor Ende der Garzeit mit der Gemüsebrühe sowie weiteren Gewürzen nach Belieben abschmecken und noch warm servieren.

Snack

ERDBEERSHAKE

(2 Portionen, 6 Punkte pro Portion)

Nährwerte pro Person: 165 kcal, 19 g KH, 11 g EW, 5 g FE

Zutaten:

- 150 g gefrorene Erdbeeren
- 600 g kalte Milch 1,5% Fett
- 1 Spritzer flüssigen Süßstoff

Zubereitung:

1. Gefrorene Erdbeeren in den Mixtopf geben für 30 Sekunden / Stufe 10.
2. Erdbeermasse mit dem Spatel nach unten schieben.
3. Kalte Milch und Süßstoff dazugeben, ca. 20 Sekunden / Stufe 10.

Abendessen

HÄHNCHEN MIT KICHERERBSEN UND KOKOS-CURRYSOSSE

(2 Portionen, 6 Punkte pro Portion)

Nährwerte pro Person: 456 kcal, 23 g KH, 38 g EW, 22 g FE

Zutaten:

- 2 Hähnchenbrustfilets
- 1 Möhre
- 1 mittelgroße Zwiebel
- 2 Knoblauchzehen
- 100 g fertige Kichererbsen
- 100 ml Kokosmilch (fettarm)
- 70 ml Gemüsebrühe
- 1 EL Olivenöl
- 1 TL rote Currypaste
- 2 TL Currypulver
- 1 TL Paprikapulver
- ½ TL Ingwer
- Salz und Pfeffer zum Abschmecken

Zubereitung:

1. Zunächst den Backofen auf 200°C vorheizen.
2. Die Hähnchenbrustfilets mit etwas Salz und Pfeffer würzen und in eine gefettete Auflaufform legen.
3. Nun die Zwiebel, den Knoblauch und die Möhre schälen und in groben Stücken 5 Sekunden lang auf der Stufe 5 in den Thermomix geben.
4. Das Olivenöl hinzugeben und die Zutaten 2 Minuten lang auf der Stufe 1 im Varoma anbraten.
5. Anschließend die restlichen Zutaten mit in den Varoma geben und 4 Minuten lang bei 100°C auf der Stufe 3 erwärmen.
6. Die fertige Soße über das Fleisch geben und die Auflaufform 30 Minuten lang in den Ofen geben, um das Fleisch zu garen.

Tag 3

Frühstück:	Himbeer & Bananen-Quarkspeise
Mittagessen:	Blumenkohl / Zucchini Gemüsepuffer
Snack:	Kokospancakes
Abendessen:	Gemüsenudeln mit Spinat-Feta-Pesto

Frühstück

HIMBEER & BANANEN-QUARKSPEISE

(2 Portionen, 5 Punkte pro Portion)

Nährwerte pro Person: 240 kcal, 16 g KH 15 g EW, 12 g FE

Zutaten:

- 100 g Himbeeren (tiefgekühlt)
- 150 g Magerquark, 0,5%
- 15 g Leinöl, möglichst geschmacksneutral
- 70 g Banane (kleine Stückchen)
- 50 g griechischer Joghurt, 0,2%
- 3 EL Chiasamen

Zubereitung:

1. Himbeeren unaufgetaut in den Mixtopf geben für 5 Sekunden / Stufe 10.
2. Alles mit dem Spatel hinunterschieben.
3. Banane dazugeben - 3 Sekunden / Stufe 5.
4. Runterschieben.
5. Quark hinzufügen - 10 Sekunden / Stufe 5.

Runterschieben

1. Falls sich die Masse noch nicht gut verbindet, Joghurt und Leinöl hinzufügen.
2. für 10 Sekunden / Stufe 5.
3. Runterschieben und evtl. Wiederholen.
4. Chia Samen über die fertige Speise streuen.
5. Servieren.

Mittagessen

BLUMENKOHL / ZUCCHINI GEMÜSEPUFFER

(4 Portionen, 2 Punkte pro Portion)

Nährwerte pro Person: 129 kcal, 11 g KH, 6 g EW, 6 g FE

Zutaten:

- 350 g Blumenkohl
- 250 g Zucchini
- 1 TL Salz
- 1 TL Curry
- 1 Prise Pfeffer
- 2 Eier
- 4 EL Mehl
- 2 TL Öl

Zubereitung:

1. Blumenkohl und Zucchini in Stücke schneiden und in den Thermomix geben. Mit Salz, Pfeffer und Curry würzen und anschließend für 6 Sekunden auf der Stufe 4 zerkleinern.
2. Ei und Mehl dazugeben und im Linkslauf für 12 Sekunden auf der Stufe 4 mischen.
3. Pfanne mit Öl leicht benetzen und EL-große Häufchen aus dem Thermomix in die Pfanne geben und zu Talern formen. Zum ersten Mal wenden, wenn der Taler goldbraun und fest ist. Zu Ende braten und servieren.

Snack

KOKOSPANCAKES

(4 Portionen, 3 Punkte pro Portion)

Nährwerte pro Person: 127 kcal, 2 g KH, 8 g EW, 9 g FE

Zutaten:

- 4 Eiweiß
- 2 Eier
- 40 g Kokosflocken
- 100 ml Milch (fettarm)
- 1 Prise Salz

Zubereitung:

1. Das Eiweiß auf Stufe 4 zu Eischnee verarbeiten.
2. Anschließend die übrigen Zutaten miteinander auf Stufe 4 für 1 Minute zu einem gleichmäßigen Teig vermengen. Im Anschluss den Eischnee langsam unterheben.
3. Den Teig nun in einer Pfanne zu Pancakes backen und entweder warm oder abgekühlt servieren.

Abendessen

GEMÜSENUDELN MIT SPINAT-FETA-PESTO

(2 Portionen, 5 Punkte pro Portion)

Nährwerte pro Person: 280 kcal, 10 g KH, 11 g EW, 21 g FE

Zutaten:

Nudeln
- 700 g Zucchini

Pesto
- 125 g Spinatblätter
- 50 g Fetakäse, 25 %
- 30 g Rapsöl
- 2 Knoblauchzehen
- ¼ TL Salz

Zubereitung:

1. Die Knoblauchzehen im Thermomix für 8 Sekunden auf Stufe 8 zerkleinern.
2. Mit einem Spatel nach unten schieben.
3. Den Spinat und den Feta einwiegen und für 5 Sekunden auf Stufe 8 zerkleinern.
4. Ebenfalls mit einem Spatel nach unten schieben.
5. Das Öl und das Salz dazugeben und für 10 Sekunden auf Stufe 5 mit dem Spinat-Feta-Gemisch vermengen.

Anschließend alles umfüllen

1. Die Zucchini mit Hilfe eines Sparschälers zu Nudeln verarbeiten.
2. 700 ml Wasser in den Mixtopf geben und die Gemüsenudeln in den Varoma geben.
3. Für 12 Minuten/Varoma auf Stufe 1 garen.

Tag 4

Frühstück:	Rührei mit Zitronenthymian
Mittagessen:	Gefüllte Champignons mit Fetakäse
Snack:	Hüttenkäse mit Banane und Cashewkernen
Abendessen:	Hähnchen mit buntem Paprika

Frühstück

RÜHREI MIT ZITRONENTHYMIAN

(4 Portionen, 1 Punkt pro Portion)

Nährwerte pro Person: 178 kcal, 1 g KH, 12 g EW, 14 g FE

Zutaten:

- 8 Eier
- 1 Handvoll Zitronenthymian
- 2 TL Olivenöl
- Salz und Pfeffer zum Würzen

Zubereitung:

1. Alle Zutaten in den Thermomix füllen und dort auf Stufe 6 für 60 Sekunden vermischen.
2. Die Eimasse in einer Pfanne mit etwas Olivenöl anbraten.
3. Auf vier Teller verteilen und noch warm servieren.

Mittagessen

GEFÜLLTE CHAMPIGNONS MIT FETAKÄSE

(4 Portionen, 3 Punkt pro Portion)

Nährwerte pro Person: 123 kcal, 2 g KH, 11 g EW, 7 g FE

Zutaten:

- 8 Champignons
- 150 g Feta (fettarm), 1%
- 150 g Frischkäse (fettarm), 1%
- 1 Bund Bärlauch
- 1 Prise Salz
- 1 Prise Pfeffer

Zubereitung:

1. Vorsichtig die Stiele der Champignons entfernen.
2. Die übrigen Zutaten in den Thermomix füllen und dort auf Stufe 7 zu einer Creme verarbeiten.
3. Die Creme mit einem Löffel in die Champignons füllen und in einer Auflaufform für 20 Minuten in dem auf 180°C vorgeheizten Ofen backen.
4. Jeweils 2 Champignons auf die Teller verteilen und noch warm servieren.

Snack

HÜTTENKÄSE MIT BANANE UND CASHEWKERNEN

(4 Portionen, 8 Punkte pro Portion)

Nährwerte pro Person: 252 kcal, 20 g KH, 27 g EW, 6 g FE

Zutaten:

- 800 g Hüttenkäse (fettarm), 5%
- 50 g Cashewkerne
- 2 Bananen

Zubereitung:

1. Die Bananen schälen und in Scheiben schneiden.
2. Die Bananen mit dem Hüttenkäse vermengen und auf vier Schüsseln verteilen.
3. Die Cashewkerne im Thermomix auf Stufe 6 für 2 Sekunden zerkleinern, aber nicht mahlen.
4. Die zerkleinerten Cashewkerne auf dem Hüttenkäse verteilen und sofort servieren.

Abendessen

HÄHNCHEN MIT BUNTER PAPRIKA

(2 Portionen, 5 Punkte pro Portion)

Nährwerte pro Person: 486 kcal, 20 g KH, 60 g EW, 17 g FE

Zutaten:

- 2 Hähnchenbrustfilets
- 1 rote, gelbe und grüne Paprika
- 1 große Zwiebel
- 10 g Tomatenmark
- 3 EL Kräuterfrischkäse
- 100 ml Gemüsebrühe
- 200 ml Milch, fettarm, 1,5%
- 1 EL Olivenöl
- 2 TL Paprikapulver
- 2 TL Currypulver
- Salz und Pfeffer zum Abschmecken

Zubereitung:

1. Zunächst den Backofen auf 200°C vorheizen.
2. Die Hähnchenbrustfilets mit den Gewürzen würzen und in eine gefettete Auflaufform legen.
3. Die Paprika entkernen, in Würfel schneiden und diese über dem Fleisch verteilen.
4. Die Zwiebel schälen und 3 Sekunden lang auf der Stufe 5 in den Thermomix geben.
5. Das Olivenöl hinzugeben und die Zwiebel 2 Minuten lang auf der Stufe 1 im Varoma andünsten.
6. Das Tomatenmark, die Gemüsebrühe und die Milch hinzugeben, alles vermengen und die Soße 5 Minuten lang bei 100°C auf der Stufe 1 aufkochen lassen.
7. Abschließend den Kräuterfrischkäse hinzugeben, die Soße 5 Sekunden lang auf der Stufe 3 verrühren und abschließend noch einmal entsprechend der Gewürze abschmecken.
8. Abschließend die Soße über die Hähnchenbrustfilets und die Paprika geben und 30 Minuten lang bei 200°C im Ofen weich garen.

Tag 5

Frühstück:	Power-Frühstück: Erdbeer Vanille Smoothie
Mittagessen:	Chinesische Zitronenpfanne
Snack:	Brokkomole – Guacamole aus Brokkoli
Abendessen:	Gemüse Risotto

Frühstück

POWER-FRÜHSTÜCK: ERDBEER VANILLE SMOOTHIE

(1 Portion, 5 Punkte pro Portion)

Nährwerte pro Person: 171 kcal, 22 g KH, 10 g EW, 4 g FE

Zutaten:

- 150 g Erdbeeren frisch
- 250 ml Milch 1,5 %
- 1 Messerspitze Vanillezucker

Zubereitung:

1. Erdbeeren waschen und das Grün entfernen.
2. Die Beeren in den Mixtopf geben und für 10 Sekunden / Stufe 10 pürieren.
3. Das Mousse in ein Glas umfüllen.
4. Die Milch in den Mixtopf geben und für 10 Sekunden / Stufe 10 aufschäumen.
5. Vanillezucker dazugeben und weitere 5 Sekunden / Stufe 5 verrühren.
6. Den Milchschaum über die Erdbeeren gießen.

Mittagessen

CHINESISCHE ZITRONENPFANNE

(4 Portionen, 1 Punkt pro Portion)

Nährwerte pro Person: 241 kcal, 17 g KH, 25 g EW, 8 g FE

Zutaten:

- 400 g Hähnchenbrust
- 2 gelbe Paprikas
- 200 g Möhren
- 200 g Ananas
- 1 Limette
- 1 Zitrone
- Sojasauce
- 2 TL Olivenöl
- Salz und Pfeffer zum Würzen

Zubereitung:

1. Die Hähnchenbrust in dünne Streifen schneiden. Möhren, Paprika und Ananas ebenfalls in Streifen schneiden.
2. Die Schale der Zitrone und Limette abreiben und den Saft auspressen.
3. Das Fleisch mit etwas Olivenöl im Thermomix auf Stufe 3/100°C garen.
4. Nach 5 Minuten das vorbereitete Obst und Gemüse hinzufügen und auf Stufe 2/80°C für 20 Minuten andünsten.
5. Minuten vor Ende der Garzeit, Schalen und Saft der Zitrusfrüchte hinzufügen und mit Salz, Pfeffer und Sojasauce abschmecken.
6. Nach der Garzeit auf vier Schüsseln aufteilen und noch warm servieren

Snack

BROKKOMOLE – GUACAMOLE AUS BROKKOLI

(1 Portion, 0 Punkte pro Portion)

Nährwerte pro Person: 69 kcal, 8 g KH, 8 g EW, 1 g FE

Zutaten:

- 200 g Brokkoli, gedünstet
- 1.5 EL Zitronensaft oder Apfelessig
- 1 Messerspitze Kreuzkümmel
- ¼ TL Knoblauchpulver
- Chili- oder Paprikapulver, nach Geschmack
- 1 EL TK-Zwiebelwürfel
- 1 Tomate, gewürfelt
- ½ TL Kräutersalz

Zubereitung:

1. Alle Zutaten bis auf die Tomatenwürfel in den Mixtopf für 5 Sekunden / Stufe 8 zerkleinern.
2. Tomatenwürfel hinzugeben und 5 Sekunden / Linkslauf/ Stufe 3 unterrühren.

Hierzu eignen sich 150g Gurke und 10 Cocktailtomaten zum Dippen

Abendessen

GEMÜSE RISOTTO

(4 Portionen, 11 Punkte pro Portion)

Nährwerte pro Person: 232 kcal, 14 g KH, 12 g EW, 9 g FE

Zutaten:

- 50 g Parmesan, in Stücke
- 1 Zwiebel, halbiert
- 2 EL Olivenöl
- 150 g Weißwein, trocken
- 250 g Risotto Reis
- 4 TL Gemüsebrühe Pulver
- 700 g Wasser
- 300 g Möhren in Scheiben

- 300 g Paprikaschoten bunt, in Streifen
- 400 g Zucchini, in Scheiben
- ½ TL Salz
- ½ TL Pfeffer
- 1 TL Oregano, getrocknet
- 1 TL Basilikum, getrocknet
- 125 g Rucola
- 2 Tomaten, in Scheiben

Zubereitung:

1. Parmesan in den Thermomix geben und verschließen, Messbecher aufsetzen.
2. Käse auf Stufe 10 / 20 Sekunden klein reiben. Käse umfüllen und zur Seite stellen.
3. Halbierte Zwiebel in den Thermomix geben, Messbecher aufsetzen und bei Stufe 7 / 5 Sekunden zerkleinern, mit dem Spatel nach unten schieben.
4. Das Olivenöl hinzugeben und alles bei geschlossenem Thermomix 3 Minuten / 100°C / Stufe 1 andünsten.
5. Risotto Reis dazugeben, Thermomix mit dem Messbecher verschließen. Für 2 Minuten / 100°C / Linkslauf andünsten. Im Anschluss den Weißwein hinzugeben und weitere 2 Minuten / 100°C / Linkslauf andünsten.
6. Kleingeschnittene Paprika, Möhre und Zucchini, das Gemüsebrühe Pulver, das aufgekochte Wasser und die Gewürze (Salz, Pfeffer, Paprikapulver, Oregano und Basilikum) in den Thermomix füllen. Topfdeckel aufsetzen und Linkslauf / Sanftrührstufe / 90°C / 20 Minuten kochen, dabei den Messbecher offenlassen.
7. Topfdeckel öffnen und den Parmesan mit Hilfe des Spatels unter das fertige Risotto heben.
8. Das Risotto einige Minuten im Topf ruhen lassen.
9. Das Gemüse Risotto mit Hilfe des Spatels auf 4 Tellern verteilen. Den Rucola bei Belieben unterheben oder das Risotto damit und mit den Tomatenscheiben dekorieren.

Tag 6

Frühstück: Eiweißomelett mit Hähnchen
Mittagessen: Brokkoli mit Lachs
Snack: Hüttenkäse mit Möhren
Abendessen: Filet vom Schwein mit Champignon-Möhren Gemüse

Frühstück

EIWEISSOMELETT MIT HÄHNCHEN

(4 Portionen, 2 Punkte pro Portion)

Nährwerte pro Person: 402 kcal, 3 g KH, 67 g EW, 12 g FE

Zutaten:

- 12 Eiweiße
- 1 EL Schnittlauch
- 75 g geriebenen Gouda (fettarm), 30%
- 4 Scheiben Hähnchenbrust
- Salz und Pfeffer zum Würzen

Zubereitung:

1. Die Eiweiße sowie das Schnittlauch und eine Prise Salz und Pfeffer im Thermomix auf Stufe 5 für 15 Sekunden vermischen.
2. Die Eiweißmasse in einer Pfanne mit etwas Olivenöl zu Omeletts braten.
3. Auf vier Tellern verteilen. Eine Hälfte jeweils mit Hähnchenbrust und Käse belegen und mit der anderen Hälfte des Omeletts zuklappen.

Mittagessen

BROKKOLI MIT LACHS

(2 Portionen, 3 Punkte pro Portion)

Nährwerte pro Person: 258 kcal, 5 g KH, 28 g EW, 14 g FE

Zutaten:

- 1 Brokkoli
- 2 Lachsfilets
- 50 g Schmand, 24%
- 1 TL Gemüsepaste
- 1 Liter Wasser
- Salz
- Pfeffer
- Muskat

Zubereitung:

1. Das Wasser zusammen mit der Gemüsepaste in den Thermomix geben.
2. Die Brokkoliröschen im Gareinsatz einhängen.
3. Backpapier in den Varomabehälter legen, die Lachsfilets darauf verteilen und mit Salz und Pfeffer würzen.
4. Alles für 25 Minuten/Varoma auf Stufe 1 garen.
5. Danach den Varomabehälter abnehmen, das Sieb herausnehmen und das Wasser wegschütten.
6. Den Brokkoli mit dem Schmand und den Gewürzen im Thermomix für 10 Sekunden auf Stufe 8 pürieren.
7. Lachs mit dem Püree servieren.

Snack

HÜTTENKÄSE MIT MÖHREN

(4 Portionen, 3 Punkte pro Portion)

Nährwerte pro Person: 171 kcal, 8 g KH, 22 g EW, 5 g FE

Zutaten:

- 800 g Hüttenkäse (fettarm), 0,5%
- 150 g Möhren
- 1 TL Safranpulver

Zubereitung:

1. Die Möhren schälen und grob zerkleinern. In den Thermomix geben und dort auf Stufe 9 für 60 Sekunden sehr fein pürieren.
2. Die übrigen Zutaten hinzufügen und auf Stufe 5 für weitere 60 Sekunden vermengen.
3. Den Hüttenkäse auf vier Müslischüsseln verteilen und sofort servieren oder im Kühlschrank lagern.

Abendessen

FILET VOM SCHWEIN MIT CHAMPIGNON-MÖHREN GEMÜSE

(2 Portionen, 5 Punkte pro Portion)

Nährwerte pro Person: 304 kcal, 26 g KH, 25 g EW, 11 g FE

Zutaten:

- 300 g Schweinefleisch
- 250 g Champignons
- 2 große Möhren
- 1 Mozzarella(fettarm), 20%
- 300 ml Gemüsebrühe
- 2 TL Curry Pulver
- 1 TL Oregano
- 1 TL Kräutersalz
- Salz und Pfeffer zum Abschmecken

Zubereitung:

1. Anfangs das Schweinefilet in Medaillons schneiden, diese etwas flach drücken und mit Salz und Pfeffer würzen. Die gewürzten Medaillons in den Varoma legen.
2. Anschließend die Champignons in Scheiben schneiden und diese über den Medaillons verteilen.
3. Die Möhren schälen, in Scheiben schneiden und diese in den unteren Teil des Varomas geben. Die Gewürze drüberstreuen und mit den Möhrenscheiben vermengen.
4. Nun die Gemüsebrühe in den Thermomix geben, den Varoma aufsetzen und alles 30 Minuten lang auf der Stufe 1 im Varoma garen.
5. Zwischenzeitlich den Mozzarella in Scheiben schneiden. Nach den 30 Minuten den Mozzarella auf den Pilzen verteilen, den Varoma wieder verschließen und alles zusammen weitere 10 Minuten lang auf der Stufe 1 im Varoma garen.
6. Nun die überbackenen Medaillons zusammen mit den Möhren servieren.

Tag 7

Frühstück:	Buntes Rührei
Mittagessen:	Fischcurry
Snack:	Frozen-Yoghurt-Eis
Abendessen:	Blumenkohl-Gratin

Frühstück

BUNTES RÜHREI

(4 Portionen, 1 Punkt pro Portion)

Nährwerte pro Person: 182 kcal, 2 g KH, 15 g EW, 13 g FE

Zutaten:

- 8 Eier
- 1 Bund Bärlauch
- 50 g getrocknete Tomaten
- 2 TL Olivenöl
- Salz und Pfeffer zum Würzen

Zubereitung:

1. Vier Eier und den Bärlauch in den Thermomix geben und dort auf Stufe 6 für 60 Sekunden vermengen. Die Masse dann in eine Schüssel füllen und mit Salz und Pfeffer würzen.
2. Als nächstes die letzten vier Eier und die getrockneten Tomaten in den Thermomix füllen und wiederum für 60 Sekunden auf Stufe 6 mischen. Nun ebenfalls mit Salz und Pfeffer würzen.
3. Nacheinander die beiden Eimassen in eine Pfanne mit etwas Olivenöl zu Rühreiern anbraten.
4. Auf vier Teller verteilen und noch warm servieren.

Mittagessen

FISCHCURRY

(4 Portionen, 7 Punkte pro Portion)

Nährwerte pro Person: 461 kcal, 13 g KH, 28 g EW, 31 g FE

Zutaten:

- 500 g Seelachsfilet
- 300 g Möhren
- 2 Porreestangen
- 1 Gemüsezwiebel
- 400 ml Kokosmilch (fettarm)
- 100 ml Wasser
- 3 TL Currypulver
- 2 TL Olivenöl
- Salz und Pfeffer zum Würzen

Zubereitung:

1. Zwiebel und Möhren schälen und in grobe Stücke schneiden. Im Thermomix für 10 Sekunden auf Stufe 5 zerkleinern.
2. Etwas Öl, den in Streifen geschnittenen Porree und das Currypulver hinzufügen und alles auf Stufe 1 andünsten bis die Zwiebel glasig ist.
3. Wasser und Kokosmilch hinzufügen und alles für 10 weitere Minuten kochen. Anschließend den Seelachs hinzufügen und für 9 Minuten kochen lassen. Vor dem Servieren noch mit Salz und Pfeffer abschmecken.

Snack

FROZEN-YOGHURT-EIS

(2 Portionen, 5 Punkte pro Portion)

Nährwerte pro Person: 121 kcal, 18 g KH, 7 g EW, 2 g FE

Zutaten:

Eis
- 250 g Natur-Joghurt, 2% Fett
- 1 EL Vanillezucker
- 1 TL Honig

Erdbeer-Sauce
- 1 TL Vanillezucker
- 100 g Erdbeeren
- 1 TL Limetten- oder Zitronensaft

Zubereitung:

Eis
1. Die Zutaten für den Frozen Yogurt in den Mixtopf vom Thermomix geben und für 5 Minuten / Stufe 4 cremig rühren.
2. Den Joghurt in einer Eismaschine füllen und für ca. 40 Minuten zum Eis rühren lassen.
3. Ohne Eismaschine: Den Joghurt in einen Gefrierbeutel füllen und ins Eisfach geben, dabei alle 30 Minuten einmal kräftig durchkneten, so dass sich keine Eiskristalle bilden können. Nach ca. 3 Stunden ist das „Frozen Yogurt-Eis" fertig.

Erdbeersauce
1. Erdbeeren, Zucker und Limettensaft 30 Sekunden / Stufe 8 pürieren und kühl stellen.

Anrichten
1. Joghurt-Eis mit der Soße abwechselnd in ein Glas füllen (aufschichten).
2. Dann mit frischem Obst oder Schoko-Streuseln dekorieren.

Abendessen

BLUMENKOHL-GRATIN

(2 Portionen, 7 Punkte pro Portion)

Nährwerte pro Person: 411 kcal, 8 g KH, 15 g EW, 34 g FE

Zutaten:

Gratin
- 400 g Blumenkohl
- 1 Tomate
- 30 g Emmentaler, gerieben
- 1 EL Mandelblättchen
- 500 g leicht gesalzenes Wasser

Sauce
- 150 g fettarme saure Sahne, 10 %
- 1 Ei
- Salz
- Pfeffer
- Muskat

Zubereitung:

1. Den Blumenkohl putzen und in kleine Röschen teilen. Anschließend in den Varoma legen. Das Wasser in den Thermomix geben und den Varoma aufsetzen und alles für 20 Minuten /Varoma auf Stufe 1 garen.
2. Den Backofen auf 180°C Umluft vorheizen.
3. Die Tomate waschen, halbieren und den Stielansatz entfernen. Anschließend in dünne Scheiben schneiden.
4. Sobald der Blumenkohl fertig ist, die Röschen nebeneinander in eine Auflaufform geben und die Tomatenscheiben zwischen die Röschen stecken.
5. Alle Zutaten für die Sauce in den leeren Thermomix geben und für 15 Sekunden auf Stufe 4 verrühren.
6. Anschließend die Sauce über den Blumenkohl geben, dann den geriebenen Käse und die Mandelblättchen darüber verteilen. Im Backofen für 15 Minuten überbacken.

Ernährungsplan – Woche 2

TAG 1

Frühstück:	Quinoa-Granatapfel-Frühstück
Mittagessen:	Cannelloni mit Pute
Snack:	Grünkohl-Orangen-Smoothie
Abendessen:	Gurkenpfanne mit Lachs

Frühstück

QUINOA-GRANATAPFEL-FRÜHSTÜCK

(2 Portionen, 10 Punkte pro Portion)

Nährwerte pro Person: 365 kcal, 45 g KH, 10 g EW, 15 g FE

Zutaten:

- 125 g Quinoa
- 250 ml Sojamilch
- 1 TL Vanillezucker
- 1 TL Honig
- Kerne von 1 Granatapfel
- 3 EL Kokosflocken
- optional Zimt, Gewürze, Kokosöl, Früchte nach Geschmack

Zubereitung:

1. Quinoa mit kochendem Wasser abspülen.
2. Mit Sojamilch, Vanille und Honig in den Mixtopf geben, für 30 Minuten bei Linkslauf 100°C köcheln bis ein Brei entsteht.
3. Das Loch in der Mitte des Deckels offenlassen (sonst kocht es über).
4. Obst in den Mixtopf geben, für 20 Sekunden Linkslauf Stufe 3.
5. Servieren.

Mittagessen

CANNELLONI MIT PUTE

(2 Portionen, 6 Punkte pro Portion)

Nährwerte pro Person: 375 kcal, 14 g KH, 30 g EW, 22 g FE

Zutaten:

Cannelloni Füllung

- 150 g Käse, Mozzarella, 20%
- 600 g gemischtes Gemüse (Möhren, Paprika, Zucchini in Scheiben)
- 500 g Wasser

- 150 g Frischkäse, 1%
- 1 TL Salz
- 10 Scheiben Putenbrust

Tomatensauce

- 10 ml Olivenöl
- 1 Zwiebel
- 1 TL Salz
- Pfeffer

- 1 TL Oregano
- 1 TL Thymian
- 400 g Tomaten

Zubereitung:

1. Zu Beginn den Käse in den Mixtopf geben und für 10 Sekunden auf der Stufe 10 zerkleinern und anschließend umfüllen.
2. Das gemischte, klein geschnittene Gemüse in den Mixtopf geben und für 10 Sekunden auf der Stufe 5 zerkleinern.
3. Danach das Gemüse in den Gareinsatz umfüllen, 500 g Wasser in den Mixtopf einwiegen und das Gemüse für 15 Minuten /Varoma auf der Stufe 1 garen.
4. Anschließend das Wasser abgießen und das Gemüse in den Mixtopf geben. 150 g Frischkäse, 1 TL Salz zugeben und alles für 12 Sekunden im Linkslauf auf der Stufe 2,5 vermengen.
5. Den Backofen auf 200°C Ober- und Unterhitze vorheizen.
6. Auf einer Arbeitsfläche die Putenbrustscheiben legen, die Gemüsefüllung auf den Scheiben gleichmäßig verteilen und anschließend zusammenrollen. Nun in eine Auflaufform mit der Öffnung nach unten schichten.
7. Den Mixtopf ausspülen und das Olivenöl und die geschälte und halbierte Zwiebel dazugeben. Alles für 7 Sekunden auf der Stufe 5 zerkleinern. Anschließend für 4 Minuten bei 100°C auf Stufe 1 andünsten.
8. Die gestückelten Tomaten, Salz und die Kräuter dazugeben und für 5 Minuten bei 100°C auf Stufe 1,5 köcheln lassen.
9. Zum Schluss die Tomatensauce über die Cannelloni geben, den Käse darüber streuen und für 30 Minuten bei 200°C im Ofen backen.

Snack

GRÜNKOHL-ORANGEN-SMOOTHIE

(2 Portionen, 1 Punkt pro Portion)

Nährwerte pro Person: 147 kcal, 21 g KH, 10 g EW, 2 g FE

Zutaten:

- 1 Glas Grünkohl, Handvoll
- 2 Orangen ohne Kerne
- 1 Kiwi
- ½ Glas Wasser
- 2 TL Agavendicksaft

Zubereitung:

1. Alle Zutaten in den Mixer geben.
2. Mixtopf 1 Minute / Stufe 10 mixen.

Abendessen

GURKENPFANNE MIT LACHS

(2 Portionen, 11 Punkte pro Portion)

Nährwerte pro Person: 462 kcal, 21 g KH, 47 g EW, 20 g FE

Zutaten:

- 350 g Lachsfilet
- 1 große Salatgurke
- 1 rote Zwiebel
- 1 EL Olivenöl
- 1 EL Weizenmehl
- 200 g Kräuterfrischkäse, fettarm
- 2 TL Senf
- Saft von 1 Zitrone
- 2 Bund frische Petersilie
- 1 TL Paprikapulver
- 1 TL Thymian
- 1 TL Dill
- Salz und Pfeffer zum Abschmecken

Zubereitung:

1. Zunächst die Salatgurken schälen, halbieren und das Innere mit einem Teelöffel rauskratzen.
2. Danach die Gurke in 1,5 cm dicke Scheiben schneiden.
3. Nun die Zwiebel und die Knoblauchzehen schälen und 5 Sekunden lang auf der Stufe 5 in den Thermomix geben.
4. Das Olivenöl hinzugeben und alles 3 Minuten lang auf der Stufe 1 im Varoma andünsten.
5. Anschließend die Gurkenscheiben in den Thermomix geben und diesen 2 Minuten lang bei 100°C auf der Stufe 1 und im Linkslauf laufen lassen.
6. Nun die restlichen Zutaten bis auf den Lachs und die Petersilie, hinzugeben und alles 10 Minuten lang auf der Stufe 1 und bei 80°C im Linkslauf köcheln lassen.
7. Zwischenzeitlich den Lachs in mundgerechte Stücke schneiden und diese im Anschluss mit zur Suppe hinzugeben.
8. Im Anschluss den Lachs nochmal 8 Minuten lang bei 80°C und im Linkslauf auf der Stufe 1 mit andünsten.
9. Abschließend die Suppe noch einmal entsprechend der Gewürze abschmecken, die Petersilie kleinhacken und oben drüber geben.

Tag 2

Frühstück:	Rührei mit Zitronenthymian
Mittagessen:	Quinoa mit Gemüse
Snack:	Kokospralinen
Abendessen:	Suppe mit Chinakohl und Schweinefleisch

Frühstück

RÜHREI MIT ZITRONENTHYMIAN

(4 Portionen, 0 Punkte pro Portion)

Nährwerte pro Person: 178 kcal, 1 g KH, 12 g EW, 14 g FE

Zutaten:

- 8 Eier
- 1 Handvoll Zitronenthymian
- 1 TL Olivenöl
- Salz und Pfeffer zum Würzen

Zubereitung:

1. Alle Zutaten in den Thermomix füllen und dort auf Stufe 6 für 60 Sekunden vermischen.
2. Die Eimasse in einer Pfanne mit etwas Olivenöl anbraten.
3. Auf vier Teller verteilen und noch warm servieren.

Mittagessen

QUINOA MIT GEMÜSE

(2 Portionen, 7 Punkte pro Portion)

Nährwerte pro Person: 337 kcal, 44 g KH, 12 g EW, 12 g FE

Zutaten:

- 100 g Quinoa
- 100 g TK Erbsen und Möhren
- 100 g TK Blumenkohl
- 1 mittelgroße Zwiebel
- 2 Knoblauchzehen
- 225 ml Gemüsebrühe
- 1 EL Olivenöl
- 1 EL Tomatenmark
- 2 TL Paprikapulver
- 1 TL Currypulver
- 1 TL Oregano
- Salz und Pfeffer zum Abschmecken

Zubereitung:

1. Zunächst die Zwiebel und den Knoblauch schälen und beides 5 Sekunden lang auf der Stufe 5 in den Thermomix geben.
2. Nun das Olivenöl hinzugeben und alles 3 Minuten lang auf der Stufe 1 im Varoma andünsten.
3. Anschließend den Quinoa mit heißem Wasser waschen und diesen danach, zusammen mit der Gemüsebrühe, dem Tomatenmark und den Gewürzen mit in den Thermomix geben. Den Quinoa 15 Minuten lang bei 100°C auf der Stufe 1 aufkochen lassen.
4. Nun das Gemüse hinzugeben und alles zusammen für weitere 10 Minuten bei 100°C auf der Stufe 1 garen.
5. Abschließend alles zusammen für 15 Minuten quellen lassen und noch einmal entsprechend der Gewürze abschmecken.

Snack

KOKOSPRALINEN

(4 Portionen, 9 Punkte pro Portion)

Nährwerte pro Person: 264 kcal, 5 g KH, 17 g EW, 19 g FE

Zutaten:

- 250 g Quark (fettarm)
- 75 g Kokosflocken
- 50 g gemahlene Mandeln
- 25 g Eiweißpulver mit Vanillegeschmack
- 20 ganze Mandeln (blanchiert)

Zubereitung:

1. Die Hälfte der Kokosflocken gemeinsam mit dem Quark, dem Eiweißpulver sowie den gemahlenen Mandeln für 10 Sekunden auf Stufe 6 vermischen.
2. Die Pralinenmasse zu 25 Kugeln formen und in deren Mitte jeweils eine blanchierte Mandel gesteckt wird. Mit den Kokosflocken umhüllen und am besten über Nacht in den Kühlschrank kalt stellen.

153 | ANJA FINKE

Abendessen

SUPPE MIT CHINAKOHL UND SCHWEINFLEISCH

(2 Portionen, 2 Punkte pro Portion)

Nährwerte pro Person: 122 kcal, 13 g KH, 8 g EW, 4 g FE

Zutaten:

- 200 g Schweinefilet
- ¼ Chinakohl
- 2 Möhren
- ½ Lauch
- 600 ml Gemüsebrühe
- 1 TL Chilipulver
- ½ TL Ingwerpulver
- 2 TL Paprikapulver
- 1 EL Sojasoße
- Salz und Pfeffer zum Abschmecken

Zubereitung:

1. Die Gemüsebrühe in den Thermomix geben.
2. Dann das Schweinefleisch in mundgerechte Stücke schneiden. Diese im Einsatz des Thermomix verteilen und den Einsatz einhängen.
3. Anschließend das Gemüse zubereiten. Hierfür die Möhre schälen, diese in kleine Stücke schneiden und den Lauch in Ringe schneiden. Das Gemüse nach oben in den Varoma geben und alles 30 Minuten lang auf der Stufe 1 und im Linkslauf garen.
4. In der Zwischenzeit den Chinakohl in mundgerechte Stücke schneiden und diese zusammen mit der Sojasoße und den Gewürzen unten in den Varoma geben.
5. Alles zusammen noch einmal für 10 Minuten im Linkslauf auf der Stufe 1 im Varoma garen und abschließend entsprechend der Gewürze abschmecken.

Tag 3

Frühstück:	Buntes Rührei
Mittagessen:	Rohkostsalat mit Nüssen
Snack:	Erdbeer-Kefir-Shake
Abendessen:	Pute mit Chinakohl

Frühstück

BUNTES RÜHREI

(4 Portionen, 1 Punkt pro Portion)

Nährwerte pro Person: 182 kcal, 1 g KH, 15 g EW, 13 g FE

Zutaten:

- 8 Eier
- 1 Bund Bärlauch
- 50 g getrocknete Tomaten
- 1 TL Olivenöl
- Salz und Pfeffer zum Würzen

Zubereitung:

1. Vier Eier und den Bärlauch in den Thermomix geben und dort auf Stufe 6 für 60 Sekunden vermengen. Die Masse dann in eine Schüssel füllen und mit Salz und Pfeffer würzen.
2. Als nächstes die letzten vier Eier und die getrockneten Tomaten in den Thermomix füllen und wiederum für 60 Sekunden auf Stufe 6 mischen. Nun ebenfalls mit Salz und Pfeffer würzen.
3. Nacheinander die beiden Eimassen in eine Pfanne mit etwas Olivenöl zu Rühreiern anbraten.
4. Auf vier Teller verteilen und noch warm servieren.

Mittagessen

ROHKOSTSALAT MIT NÜSSEN

(4 Portionen, 11 Punkte pro Portion)

Nährwerte pro Person: 421 kcal, 24 g KH, 13 g EW, 29 g FE

Zutaten:

- 300 g Möhren
- 300 g Kohlrabi
- 200 g Sellerie
- 100 g geröstete Erdnüsse
- 100 g Cashewkerne
- 1 rote Zwiebel
- 200 ml Orangensaft
- 1 TL Olivenöl
- Salz und Pfeffer

Zubereitung:

1. Möhren, Kohlrabi und Sellerie schälen und in grobe Stücke schneiden.
2. Das Gemüse in den Thermomix füllen und dort auf Stufe 6 zerkleinern, jedoch nicht pürieren.
3. Die vermischen Gemüsestücke mit den Nüssen vermengen.
4. Die Zwiebel schälen und im Thermomix auf Stufe 5 für 10 bis 15 Sekunden zerkleinern. Mit dem Orangensaft und einen Spritzer Olivenöl sowie jeweils einer Prise Salz und Pfeffer auf Stufe 5 vermischen.
5. Das Dressing über den Salat verteilen und zeitnah servieren.

Snack

ERDBEER-KEFIR-SHAKE

(4 Portionen, 3 Punkte pro Portion)

Nährwerte pro Person: 97 kcal, 12 g KH, 6 g EW, 3 g FE

Zutaten:

- 600 g Kefir (fettarm)
- 400 g Erdbeeren
- 1 Handvoll frische Minze

Zubereitung:

1. Die Erdbeeren waschen und halbieren.
2. Alle Zutaten in den Thermomix füllen und auf Stufe 8 für 60 Sekunden vermischen.
3. Auf vier Gläser verteilen und entweder sofort genießen oder in den Kühlschrank stellen.

Abendessen

PUTE MIT CHINAKOHL

(4 Portionen, 1 Punkt pro Portion)

Nährwerte pro Person: 280 kcal, 10 g KH, 51 g EW, 3 g FE

Zutaten:

- 800 g Putenfilet
- 2 rote Paprika
- 400 g Chinakohl
- 2 Knoblauchzehen
- 200 ml Gemüsebrühe
- 2 EL Bratensauce
- 1 TL Speisestärke
- 1 Prise Salz

Zubereitung:

1. Putenfilet waschen, trocken tupfen und würfeln. Paprikas würfeln und den Chinakohl in dünne Streifen schneiden. Den Knoblauch schälen und mit der Presse zerkleinern.
2. Brühe, Bratensauce und Stärke mit einer Prise Salz in den Thermomix geben und auf Stufe 6 vermischen.
3. Das Fleisch zu der Mischung in den Thermomix geben und auf Stufe 2/80°C 20 Minuten garen.
4. Paprika und Chinakohl zu den übrigen Zutaten in den Thermomix geben und auf Stufe 2/80°C für 15 Minuten weiter garen.

TAG 4

Frühstück:	Himbeer&Bananen Quarkspeise
Mittagessen:	Gemüsesuppe
Snack:	Kokosmilch-Avocado-Shake
Abendessen:	Paprikahähnchen

Frühstück

HIMBEER&BANANEN QUARKSPEISE

(2 Portionen, 5 Punkte pro Portion)

Nährwerte pro Person: 240 kcal, 16 g KH, 15 g EW, 12 g FE

Zutaten:

- 100 g Himbeeren (tiefgekühlt)
- 150 g Magerquark, fettarm
- 15 g Leinöl, möglichst geschmacksneutral
- 70 g Banane (kleine Stückstücken)
- 50 g griechischer Joghurt, fettarm
- 3 EL Chiasamen

Zubereitung:

1. Himbeeren unaufgetaut in den Mixtopf für 5 Sekunden / Stufe 10.
2. Alles mit dem Spatel hinunterschieben.
3. Banane dazu geben - 3 Sekunden / Stufe 5.
4. Runterschieben.
5. Quark hinzufügen - 10 Sekunden / Stufe 5.
6. Runterschieben.
7. Falls sich die Masse noch nicht gut verbindet, Joghurt und Leinöl hinzufügen, für 10 Sekunden / Stufe5. Runterschieben und evtl. Wiederholen.
8. Chia Samen erst über die fertige Speise streuen.
9. Servieren.

Mittagessen

(4 Portionen, 0 Punkte pro Portion)

Nährwerte pro Person: 86 kcal, 9 g KH, 2 g EW, 4 g FE

Zutaten:

- 125 ml Gemüsebrühe
- 1 Zwiebel
- 1 Zucchini
- 1 Paprika
- 1 Möhre
- 1 TL Olivenöl
- Schnittlauch
- Petersilie

Zubereitung:

1. Zucchini, Paprika und die Möhre grob zerkleinern und im Thermomix auf Stufe 6 noch weiter zerkleinern, aber nicht pürieren. In eine Schüssel füllen.
2. Als nächstes die Zwiebel auf Stufe 6 ebenfalls zerkleinern. Mit etwas Olivenöl auf Stufe 3/100°C glasig andünsten. Mit der Gemüsebrühe auffüllen, erwärmen und die Gemüsestücke hinzufügen.
3. Für 15 Minuten auf Stufe 2/80°C köcheln lassen. Mit Schnittlauch und Petersilie sowie Salz und Pfeffer würzen.
4. Auf vier Teller verteilen und noch warm servieren.

Snack

KOKOSMILCH-AVOCADO-SHAKE

(4 Portionen, 15 Punkte pro Portion)

Nährwerte pro Person: 495 kcal, 13 g KH, 5 g EW, 45 g FE

Zutaten:

- 600 ml Kokosmilch (fettarm)
- 2 Avocados
- 1 Limette

Zubereitung:

1. Die Limette auspressen.
2. Die Avocados halbieren, den Kern entfernen und mit einem Löffel das Fruchtfleisch entfernen.
3. Alle Zutaten in den Thermomix füllen und auf Stufe 8 für 60 Sekunden vermischen.
4. Auf vier Gläser verteilen und entweder sofort genießen oder in den Kühlschrank stellen.

Abendessen

PAPRIKAHÄHNCHEN

(4 Portionen, 1 Punkt pro Portion)

Nährwerte pro Person: 200 kcal, 11 g KH, 30 g EW, 4 g FE

Zutaten:

- 4 Hähnchenbrustfilets
- 1 rote Paprika
- 1 gelbe Paprika
- 1 grüne Paprika
- 1 Chili
- 1 Zwiebel
- 500 ml Gemüsebrühe
- 3 EL Sojasauce
- 1 EL Creme Fraiche (fettarm)
- 1 TL Paprikapulver
- 1 TL Olivenöl
- Salz und Pfeffer zum Würzen

Zubereitung:

1. Die Hähnchenbrust in einer Schüssel mit etwas Öl, Sojasauce sowie Salz und Pfeffer marinieren.
2. In der Zwischenzeit die Paprika in Stücke oder Streifen schneiden und in den Garkorb legen. Die marinierte Hähnchenbrust hinzufügen und 500 ml Gemüsebrühe in den Thermomix geben. Für 25 Minuten auf Stufe 1 garen.
3. ml Brühe aufbewahren. Nun Zwiebel und Chili für 5 Sekunden auf Stufe 5 zerkleinern. Mit etwas Olivenöl auf Stufe 2 glasig andünsten. Die Gemüsebrühe, Creme Fraiche, Sojasauce und Paprikapulver hinzufügen und für 5 Minuten auf Stufe 3 kochen.
4. Auf einem Teller gemeinsam anrichten und noch warm servieren.

Tag 5

Frühstück:	Fitness Frühstück: Quark mit Chia
Mittagessen:	Sprossensalat
Snack:	Frozen-Yogurt-Eis
Abendessen:	Ungarische Schnitzelpfanne

Frühstück

FITNESS FRÜHSTÜCK: QUARK MIT CHIA

(2 Portionen, 5 Punkte pro Portion)

Nährwerte pro Person: 186 kcal, 18 g KH, 22 g EW, 2 g FE

Zutaten:

- 250 g Magerquark, fettarm
- 150 g Naturjoghurt 1,5%
- 100 g gefrorene Früchte, hier: Himbeeren
- 1 EL aufgequollene Chia Samen
- 1 TL Agaven-Dicksaft
- 1 TL Zimt
- 50 g Milch, fettarm

Zubereitung:

1. Die Chia Samen in der Milch ca. 1 Stunde quellen lassen.
2. Die leicht angetauten Früchte in den Mixtopf geben, für 15 Sekunden / Stufe 5 mixen und umfüllen.
3. Quark, Joghurt, gequollene Chia, Agaven-Dicksaft und Zimt in den Mixtopf geben.
4. Mit dem Schmetterling 30 Sekunden / Stufe 4 aufrühren.
5. Quark auf einen Teller geben und die Früchte dazu geben.
6. Mit etwas Zimt überstreuen.
7. Servieren.

Mittagessen

SPROSSENSALAT

(4 Portionen, 1 Punkt pro Portion)

Nährwerte pro Person: 96 kcal, 7 g KH, 6 g EW, 5 g FE

Zutaten:

- 200 g Bambussprossen
- 200 g Mungobohnenkeimlinge
- 200 g Sojasprossen
- 1 Bund Koriander
- Limettensaft
- 1 TL Olivenöl
- Sojasauce
- Salz und Pfeffer zum Würzen

Zubereitung:

1. Den Koriander im Thermomix auf Stufe 8 fein zerkleinern.
2. Dieses im Thermomix mit etwas Olivenöl kurz auf Stufe 2/60°C erwärmen. Die Sprossen und Keimlinge hinzufügen und bei unveränderter Einstellung ebenfalls erwärmen.
3. Mit den übrigen Zutaten abschmecken und noch warm servieren.

Snack

FROZEN-YOGURT-EIS

(2 Portionen, 4 Punkte pro Portion)

Nährwerte pro Person: 86 kcal, 15 g KH, 5 g EW, 1 g FE

Zutaten:

Eis
- 250 g Natur-Joghurt, 2% Fett
- 1 EL Vanillezucker
- 1 TL Honig

Erdbeer-Sauce
- 1 TL Vanillezucker
- 100 g Erdbeeren
- 1 TL Limetten- oder Zitronensaft

Zubereitung:

Eis
1. Die Zutaten für den Frozen Yogurt in den Mixtopf vom Thermomix geben und für 5 Minuten / Stufe 4 cremig rühren.
2. Den Joghurt in eine Eismaschine füllen und für ca. 40 Minuten zum Eis rühren lassen.
3. Ohne Eismaschine: Den Joghurt in einen Gefrierbeutel füllen und ins Eisfach geben, dabei alle 30 Minuten einmal kräftig durchkneten, so dass sich keine Eiskristalle bilden können. Nach ca. 3 Stunden ist das Frozen Yogurt-Eis fertig.

Erdbeersauce
1. Erdbeeren, Zucker und Limettensaft 30 Sekunden / Stufe 8 pürieren und kühl stellen.
2. Anrichten: Joghurt-Eis mit der Soße abwechselnd in ein Glas füllen (aufschichten).
3. Dann mit frischem Obst oder Schoko-Streuseln dekorieren.

Abendessen

UNGARISCHE SCHNITZELPFANNE

(4 Portionen, 12 Punkte pro Portion)

Nährwerte pro Person: 695 kcal, 14 g KH, 66 g EW, 39 g FE

Zutaten:

- 4 Schweineschnitzel
- 2 Tomaten
- 1 rote Paprika
- 1 Knoblauchzehe
- 1 grüne Paprika
- 1 Gemüsezwiebel
- 175 ml Sahne, 30%
- 75 g Frischkäse, fettarm
- 75 g Creme Fraiche, fettarm
- 20 g Kräutermischung
- 2 TL Olivenöl
- Salz, Pfeffer und Paprikapulver zum Würzen

Zubereitung:

1. Das Gemüse vorbereiten und in grobe Stücke schneiden. Zuerst Zwiebel und Knoblauch bei Stufe 5 für 10 Sekunden zerkleinern. Nun Tomaten und Paprika hinzufügen und für weitere 5 Sekunden zerkleinern.
2. Sahne, Frischkäse und Creme Fraiche hinzufügen und zuerst auf Stufe 5 für 5 Sekunden mischen. Dann auf Stufe 4 für 6 Minuten kochen.
3. In der Zwischenzeit die Schnitzel mit Salz, Pfeffer und Paprikapulver würzen. Eine Auflaufform mit Olivenöl einfetten und die Sauce ebenfalls mit der Kräutermischung sowie Salz und Pfeffer abschmecken. Mit dem Schnitzeln in die Form geben und im auf 200°C vorgeheizten Ofen für 40 Minuten zu Ende garen.
4. Anschließend noch warm servieren.

Tag 6

Frühstück:	Thymianfrittata
Mittagessen:	Gemüsecurry mit Putenwürfeln und Shirataki
Snack:	Fruchteis
Abendessen:	Karpfen mit Kohlrabi-Möhren-Fenchel Gemüse

Frühstück

THYMIANFRITTATA

(4 Portionen, 2 Punkte pro Portion)

Nährwerte pro Person: 249 kcal, 3 g KH, 20 g EW, 16 g FE

Zutaten:

- 8 Eier
- 50 g geriebener Parmesan (fettarm)
- 2 EL frischer Thymian
- 1 Knoblauchzehe
- 50 ml Milch (fettarm)
- Salz und Pfeffer zum Würzen

Zubereitung:

1. Alle Zutaten in den Thermomix geben und kurz für etwa 30 Sekunden auf Stufe 5 miteinander vermengen.
2. Die Eimasse in eine ofenfesten Pfanne füllen und im auf 175°C vorgeheizten Ofen etwa 15-20 Minuten langsam stocken lassen.
3. Auf 4 Teller verteilen und noch warm genießen.

Mittagessen

GEMÜSECURRY MIT PUTENWÜRFEL UND SHIRATAKI

(4 Portionen, 9 Punkte pro Portion)

Nährwerte pro Person: 450 kcal, 10 g KH, 36 g EW, 28 g FE

Zutaten:

- 30 ml Öl
- 1 rote Chilischote, entkernt und halbiert
- 1 Knoblauchzehe
- 1 Porreestangen, in Ringen geschnitten
- 250 g Kürbis, gewürfelt
- 250 g Kohlrabi, in Scheiben geschnitten
- 400 g Kokosmilch, fettarm
- 150 g Wasser
- 500 g Putenschnitzel, gewürfelt
- 1 TL grüne Currypaste
- 1 TL Salz
- ¼ TL Pfeffer
- 400 g Shirataki, in Reisform

Zubereitung:

1. Die Chilischote und den Knoblauch in den Thermomix geben.
2. Für 3 Sekunden auf Stufe 8 zerkleinern und anschließend mit einem Spatel nach unten schieben.
3. Das Öl hinzugeben und für 2 Minuten / Varoma im Linkslauf auf Stufe 1 andünsten.
4. Porree, Kohlrabi, Kokosmilch, Kürbis, Wasser und die Currypaste zugeben.
5. Für 16 Minuten bei 100°C im Linkslauf auf Stufe 1 garen.
6. Den Shirataki in ein Sieb füllen und gründlich waschen.
7. Nun alle restlichen Zutaten in den Thermomix geben und für 10 Minuten auf Stufe 1 bei 90°C im Linkslauf mitgaren.

Snack

FRUCHTEIS

(8 Portionen, 1 Punkt pro Portion)

Nährwerte pro Person: 24 kcal, 3 g KH, 2 g EW, 0 g FE

Zutaten:

- 400 g gefrorene Früchte, z.B. Himbeeren oder Erdbeeren
- 2 frische Eiweiß
- 100 g Milch 1,5%
- 2 TL Süßstoff, flüssig

Zubereitung:

1. Beeren in den Mixtopf geben und 20 Sekunden / Stufe 10 zerkleinern.
2. Eiweiß, Milch und Süßstoff zugeben und 10 Sekunden / Stufe 6 verrühren.
3. Eis mit Spatel etwas zur Seite schieben, sodass der Rühraufsatz eingesetzt werden kann.
4. Rühraufsatz einsetzen und 2 Minuten / Stufe 4 cremig aufschlagen.
5. Sofort servieren.

Abendessen

KARPFEN MIT KOHLRABI-MÖHREN-FENCHEL GEMÜSE

(2 Portionen, 1 Punkt pro Portion)

Nährwerte pro Person: 475 kcal, 16 g KH, 70 g EW, 13 g FE

Zutaten:

- 550 g Karpfen
- 100 g Kohlrabi
- 100 g Möhre
- 250 g Fenchel
- 300 ml Gemüsebrühe
- 100 ml Kräuterfrischkäse, fettarm
- Saft von 2 Zitronen
- 1 Bund frische Petersilie
- 2 TL Currypulver
- 2 TL Paprikapulver
- 1 TL Oregano
- Salz und Pfeffer zum Abschmecken

Zubereitung:

1. Zunächst die Fische säubern, den Kopf entfernen, die Fische vierteln und mit etwas Salz und Pfeffer würzen.
2. Anschließend den Kohlrabi, die Möhren und den Fenchel schälen und alles in mundgerechte Stücke schneiden.
3. Nun die Gemüsebrühe in den Thermomix geben, das Garkörbchen einsetzen und das Gemüse einfüllen.
4. den Karpfen in Alufolie einpacken und diesen auf den Einlegeboden des Varomas verteilen. Den Varoma einsetzen.
5. Den Varoma schließen und alles 40 Minuten lang auf der Stufe 1 garen.
6. Etwas Garflüssigkeit auffangen und diese 2 Minuten lang auf der Stufe 1 und bei 100°C zusammen mit dem Kräuterfrischkäse und den Gewürzen in den Thermomix geben.
7. Den fertigen Fisch mit dem Gemüse und der Soße servieren.

Tag 7

Frühstück:	Asiatische Hühnerbrust
Mittagessen:	Möhrenbolognese
Snack:	Kokospancakes
Abendessen:	Romanesco in Frischkäsesauce

Frühstück

ASIATISCHE HÜHNERBRUST

(4 Portionen, 1 Punkt pro Portion)

Nährwerte pro Person: 17 kcal, 35 g KH, 38 g EW, 2 g FE

Zutaten:

* 600 g Hühnerbrustfilet
* 1 Dose Ananas
* 1 Gemüsezwiebel
* 1 Stange Lauch
* 2 rote Paprika
* 2 EL Honig
* 2 EL Reisessig
* 2 EL Sojasauce
* 50 g Tomatenmark
* 200 ml Gemüsebrühe

Zubereitung:

1. Das Fleisch waschen und würfeln. Die Ananas abtropfen lassen, Paprika und Zwiebeln würfeln. Den Lauch gut waschen und in dünne Ringe scheiden.
2. Honig, Brühe, Tomatenmark, Sojasauce und Essig in den Thermomix geben und auf Stufe 6 für eine Minute verrühren. Das Gemüse hinzugeben und für 10 Minuten auf Stufe 3/100°C garen lassen.
3. In der Zwischenzeit eine Pfanne erhitzen, einen EL Olivenöl hinzugeben und das Hühnerfleisch mit Salz und Pfeffer würzen, ehe es angebraten wird.
4. Zum Abschluss das Fleisch in den Thermomix geben und mit den übrigen Zutaten auf Stufe 2/80°C einkochen lassen, bis die Sauce sämig ist.

Mittagessen

MÖHRENBOLOGNESE

(4 Portionen, 11 Punkte pro Portion)

Nährwerte pro Person: 387 kcal, 7 g KH, 31 g EW, 24 g FE

Zutaten:

- 500 g gemischtes Hackfleisch
- 5 Möhren
- 1 Dose Pizzatomaten
- 2 Tomaten
- 1 Zwiebel
- 1 Knoblauchzehe
- 1 Stange Staudensellerie
- 1 Scheibe Knollensellerie
- 1 Bund Petersilie
- 100 ml Gemüsebrühe
- 3 EL Tomatenmark
- 50 g geriebener Parmesan
- Salz und Pfeffer zum Würzen

Zubereitung:

1. Möhre sowie die beiden Selleriearten für 10 Sekunden auf Stufe 5 zerkleinern und diese dann in eine Schüssel umfüllen. Danach Zwiebel und Knoblauch ebenfalls für 5 Sekunden auf Stufe 5 zerkleinern.
2. Olivenöl hinzufügen und alles auf Stufe 1 glasig anbraten. Das Hackfleisch hinzufügen und ebenfalls anbraten. Im Anschluss das zerkleinerte Gemüse hinzufügen und kurz mitbraten.
3. Die Gemüsebrühe sowie die beiden Tomatensorten hinzufügen und alles auf Stufe 1 für 60 Minuten köcheln lassen. Kurz vor Ende der Garzeit mit Tomatenmark, Salz und Pfeffer würzen sowie die gehackte Petersilie hinzufügen.
4. Für die Möhrennudeln die Möhren mit einem Sparschäler zu Bandnudeln formen. Eine Pfanne mit Olivenöl erhitzen und die Möhrenstreifen darin für 4 Minuten garen. Zum Schluss auf Tellern anrichten und mit der Bolognesesauce sowie dem geriebenen Parmesan gemeinsam genießen.

Snack

KOKOSPANCAKES

(4 Portionen, 3 Punkte pro Portion)

Nährwerte pro Person: 138 kcal, 2 g KH, 9 g EW, 10 g FE

Zutaten:

- 4 Eiweiß
- 2 Eier
- 40 g Kokosflocken
- 100 ml Milch (fettarm)
- 1 Prise Salz

Zubereitung:

1. Das Eiweiß auf Stufe 4 zu Eischnee verarbeiten.
2. Anschließend die übrigen Zutaten miteinander auf Stufe 4 für 1 Minute zu einem gleichmäßigen Teig vermengen. Im Anschluss den Eischnee langsam unterheben.
3. Den Teig nun in einer Pfanne zu Pancakes backen und entweder warm oder abgekühlt servieren.

Abendessen

ROMANESCO IN FRISCHKÄSESAUCE

(4 Portionen, 1 Punkt pro Portion)

Nährwerte pro Person: 77 kcal, 7 g KH, 10 g EW, 1 g FE

Zutaten:

- 1 kg Romanesco
- 1 Liter Gemüsebrühe
- 200 g Frischkäse (fettarm)
- Salz, Pfeffer und Muskatnuss zum Würzen

Zubereitung:

1. Den Romanesco in Röschen schneiden und in den Garkorb legen. Die Gemüsebrühe in den Thermomix füllen und für 25 Minuten auf Stufe 1 garen.
2. Etwas Brühe mit dem Frischkäse auf Stufe 10 für 10 Sekunden vermischen. Die Sauce mit Salz, Pfeffer und Muskat abschmecken und vor dem Servieren nochmals auf Stufe 1 kurz aufkochen.

Ernährungsplan – Woche 3

TAG 1

Frühstück:	Rührei mit Zitronenthymian
Mittagessen:	Tomatensuppe mit Hackfleisch
Snack:	Gefüllte Champignons mit Fetakäse
Abendessen:	Gemüsenudeln mit Spinat-Feta-Pesto

Frühstück

RÜHREI MIT ZITRONENTHYMIAN

(4 Portionen, 0 Punkte pro Portion)

Nährwerte pro Person: 220 kcal, 2 g KH, 15 g EW, 16 g FE

Zutaten:

- 8 Eier
- 1 Handvoll Zitronenthymian
- 1 TL Olivenöl
- Salz und Pfeffer zum Würzen

Zubereitung:

1. Alle Zutaten in den Thermomix füllen und dort auf Stufe 6 für 60 Sekunden vermischen.
2. Die Eimasse in einer Pfanne mit etwas Olivenöl anbraten.
3. Auf vier Teller verteilen und noch warm servieren.

Mittagessen

TOMATENSUPPE MIT HACKFLEISCH

(4 Portionen, 8 Punkte pro Portion)

Nährwerte pro Person: 336 kcal, 8 g KH, 15 g EW, 26 g FE

Zutaten:

- 2 große Dosen Tomaten
- 250 g Hackfleisch (gemischt)
- 1 Gemüsezwiebel
- 1 Knoblauchzehe
- 1 Bund Petersilie
- 250 ml Gemüsebrühe
- 150 ml Sahne (fettarm)
- 1 TL Olivenöl
- Salz und Pfeffer

Zubereitung:

1. Die Zwiebel und Knoblauchzehe schälen und im Thermomix auf Stufe 6 für 20 Sekunden zerkleinern. Mit etwas Olivenöl auf Stufe 3/100°C glasig andünsten.
2. Das Hackfleisch hinzufügen und bei gleicher Temperatur garen. Mit dem Inhalt der Tomatendosen ablöschen und die Gemüsebrühe hinzufügen. Für 15 Minuten köcheln lassen auf Stufe 2/80°C.
3. Nach dieser Zeit die Sahne hinzufügen und mit Salz und Pfeffer abschmecken.
4. Die Petersilie hacken und zur Suppe hinzufügen. Diese auf vier Teller verteilen und noch warm servieren.

Snack

GEFÜLLTE CHAMPIGNONS MIT FETAKÄSE

(4 Portionen, 3 Punkte pro Portion)

Nährwerte pro Person: 119 kcal, 2 g KH, 11 g EW, 7 g FE

Zutaten:

- 8 Champignons
- 150 g Feta (fettarm)
- 150 g Frischkäse (fettarm)
- 1 Bund Bärlauch
- 1 Prise Salz
- 1 Prise Pfeffer

Zubereitung:

1. Vorsichtig die Stiele der Champignons entfernen.
2. Die übrigen Zutaten in den Thermomix füllen und dort auf Stufe 7 zu einer Creme verarbeiten.
3. Die Creme mit einem Löffel in die Champignons füllen und in einer Auflaufform für 20 Minuten in dem auf 180°C vorgeheizten Ofen backen.
4. Jeweils 2 Champignons auf die Teller verteilen und noch warm servieren.

Abendessen

GEMÜSENUDELN MIT SPINAT-FETA-PESTO

(2 Portionen, 5 Punkte pro Portion)

Nährwerte pro Person: 277 kcal, 10 g KH, 10 g EW, 21 g FE

Zutaten:

Nudeln
*   700 g Zucchini

Pesto
*   125 g Spinatblätter
*   50 g Fetakäse, fettarm
*   30 g Rapsöl
*   2 Knoblauchzehen
*   ¼ TL Salz

Zubereitung:

1. Die Knoblauchzehen im Thermomix für 8 Sekunden auf Stufe 8 zerkleinern.
2. Mit einem Spatel nach unten schieben.
3. Den Spinat und den Feta einwiegen und für 5 Sekunden auf Stufe 8 zerkleinern.
4. Ebenfalls mit einem Spatel nach unten schieben.
5. Das Öl und das Salz dazugeben und für 10 Sekunden auf Stufe 5 mit dem Spinat-Feta-Gemisch vermengen.

Anschließend alles umfüllen
1. Die Zucchini mit Hilfe eines Sparschälers zu Nudeln verarbeiten.
2. 700 ml Wasser in den Mixtopf füllen und die Gemüsenudeln in den Varoma geben.
3. Für 12 Minuten/Varoma auf Stufe 1 garen.

Tag 2

Frühstück:	Power-Frühstück: Erdbeer Vanille Smoothie
Mittagessen:	Sprossensalat
Snack:	Hüttenkäse mit Banane und Cashewkernen
Abendessen:	Lachs und grüne Bohnen

Frühstück

(1 Portion, 5 Punkte pro Portion)

Nährwerte pro Person: 163 kcal, 20 g KH, 10 g EW, 4 g FE

Zutaten:

- 150 g Erdbeeren frisch
- 250 ml Milch 1,5 %
- 1 Messerspitze Vanillezucker

Zubereitung:

1. Erdbeeren waschen und grün entfernen.
2. Die Beeren in den Mixtopf geben und für 10 Sekunden / Stufe 10 pürieren.
3. Das Mousse in ein Glas umfüllen.
4. Die Milch in den Mixtopf geben und für 10 Sekunden / Stufe 10 aufschäumen.
5. Vanille Zucker dazugeben.
6. Weitere 5 Sekunden / Stufe 5 verrühren.
7. Den Milchschaum über die Erdbeeren gießen.

Mittagessen

SPROSSENSALAT

(4 Portionen, 1 Punkt pro Portion)

Nährwerte pro Person: 94 kcal, 6 g KH, 6 g EW, 5 g FE

Zutaten:

* 200 g Bambussprossen
* 200 g Mungobohnenkeimlinge
* 200 g Sojasprossen
* 1 Bund Koriander
* Limettensaft
* 1 TL Olivenöl
* Sojasauce
* Salz und Pfeffer zum Würzen

Zubereitung:

1. Den Koriander im Thermomix auf Stufe 8 fein zerkleinern.
2. Dieses im Thermomix mit etwas Olivenöl kurz auf Stufe 2/60°C erwärmen. Die Sprossen und Keimlinge hinzufügen und bei unveränderter Einstellung ebenfalls erwärmen.
3. Mit den übrigen Zutaten abschmecken und noch warm servieren.

Snack

HÜTTENKÄSE MIT BANANE UND CASHEWKERNEN

(4 Portionen, 5 Punkte pro Portion)

Nährwerte pro Person: 278 kcal, 19 g KH, 24 g EW, 11 g FE

Zutaten:

- 800 g Hüttenkäse (fettarm)
- 50 g Cashewkerne
- 2 Bananen

Zubereitung:

1. Die Bananen schälen und in Scheiben schneiden.
2. Die Bananen mit dem Hüttenkäse vermengen und auf vier Schüsseln verteilen.
3. Die Cashewkerne im Thermomix auf Stufe 6 für 2 Sekunden zerkleinern, aber nicht mahlen.
4. Die zerkleinerten Cashewkerne auf dem Hüttenkäse verteilen und sofort servieren.

Abendessen

LACHS UND GRÜNE BOHNEN

(4 Portionen, 3 Punkte pro Portion)

Nährwerte pro Person: 277 kcal, 3.8 g KH, 30 g EW, 15 g FE

Zutaten:

- 4 Lachsfilet
- 400 g grüne Bohnen
- 40 g Kräuterbutter
- Salz und Pfeffer zum Würzen

Zubereitung:

1. Den Lachs mit Salz und Pfeffer würzen und auf einem Einlegeboden mit der Hautseite nach unten platzieren.
2. Die Bohnen in den Thermomix geben und beides für 25 Minuten auf Stufe 1 dünsten.
3. Beim Anrichten die Bohnen mit der Kräuterbutter würzen und warm servieren.

Tag 3

Frühstück:	Fitness Frühstück: Quark mit Chia
Mittagessen:	Meeresfrüchtesalat mit Knoblauchdressing
Snack:	Kokospancakes
Abendessen:	Gemüse-Schafskäsetopf

Frühstück

FITNESS FRÜHSTÜCK: QUARK MIT CHIA

(2 Portionen, 5 Punkte pro Portion)

Nährwerte pro Person: 175 kcal, 15 g KH, 22 g EW, 2 g FE

Zutaten:

- 250 g Magerquark
- 150 g Naturjoghurt 1,5%
- 100 g gefrorene Früchte, hier: Himbeeren
- 1 EL aufgequollene Chia Samen
- 1 TL Agaven-Dicksaft
- 1 TL Zimt
- Chia Samen
- 50 g Milch(fettarm)

Zubereitung:

1. Die Chia Samen in der Milch ca. 1 Stunde quellen lassen.
2. Die leicht angetauten Früchte in den Mixtopf geben und für 15 Sekunden / Stufe 5 mixen und umfüllen.
3. Quark, Joghurt, gequollene Chia, Agaven-Dicksaft und Zimt in den Mixtopf geben.
4. Mit dem Schmetterling 30 Sekunden / Stufe 4 aufrühren.
5. Quark auf einen Teller geben und die Früchte dazugeben.
6. Mit etwas Zimt überstreuen. Servieren.

Mittagessen

MEERESFRÜCHTESALAT MIT KNOBLAUCHDRESSING

(4 Portionen, 5 Punkte pro Portion)

Nährwerte pro Person: 270 kcal, 12 g KH, 26 g EW, 13 g FE

Zutaten:

- 400 g Meeresfrüchte nach Wahl
- 2 Fenchelknollen
- 2 grüne Paprika

Dressing:

- 400 g Joghurt, fettarm
- 2 Knoblauchzehen
- 2 EL Olivenöl
- 1 Bund Petersilie
- 1 Prise Salz
- 1 Prise Pfeffer

Zubereitung:

1. Die Enden des Fenchels entfernen und die Knollen im Anschluss mit einem Gemüsehobel in feine Scheiben schneiden.
2. Die Paprika ebenfalls mit einem Messer in feine Streifen schneiden. Das Gemüse in einer Salatschüssel mit den Meeresfrüchten vermengen.
3. Die Knoblauchzehen schälen und mit den übrigen Zutaten für das Dressing in den Thermomix füllen und dort auf Stufe 7 für 90 Sekunden mixen, bis sich die Knoblauchzehen vollkommen in dem Joghurt aufgelöst haben.
4. Das Dressing im Anschluss mit dem Salat vermengen oder separat in einer Schüssel servieren.

Snack

KOKOSPANCAKES

(4 Portionen, 3 Punkte pro Portion)

Nährwerte pro Person: 138 kcal, 2 g KH, 9 g EW, 10 g FE

Zutaten:

- 4 Eiweiß
- 2 Eier
- 40 g Kokosflocken
- 100 ml Milch (fettarm)
- 1 Prise Salz

Zubereitung:

1. Das Eiweiß auf Stufe 4 zu Eischnee verarbeiten.
2. Anschließend die übrigen Zutaten miteinander auf Stufe 4 für 1 Minute zu einem gleichmäßigen Teig vermengen. Im Anschluss den Eischnee langsam unterheben.
3. Den Teig nun in einer Pfanne zu Pancakes backen und entweder warm oder abgekühlt servieren.

Abendessen

GEMÜSE-SCHAFSKÄSETOPF

(1 Portion, 8 Punkte pro Portion)

Nährwerte pro Person: 448 kcal, 22 g KH, 26 g EW, 27 g FE

Zutaten:

- 100 g Möhren
- 50 g Brokkoli
- 50 g Champignons
- 1 mittelgroße Tomate
- 100 g Schafkäse fettarm
- 10 Oliven, entkernt
- 1 kleine Zwiebel
- 125 ml Gemüsebrühe
- Salz und Pfeffer zum Abschmecken

Zubereitung:

1. Die Oliven und die Tomate in Scheiben schneiden und zusammen mit dem Schafskäse in Alufolie einpacken. Das Päckchen in den Varoma legen.
2. Die Möhre schälen und in Scheiben schneiden. Den Brokkoli in Röschen teilen. Die Champignons ebenfalls in Scheiben schneiden.
3. Die Gemüsebrühe in den Thermomix geben und die Möhrenscheiben mit in den Varoma zum Schafskäse geben. Den Varoma oben draufsetzen und alles 20 Minuten lang auf der Stufe 1 dampfgaren. 5 Minuten vor Schluss noch die Brokkoliröschen und die Champignonscheiben mit in den Varoma hinzugeben.
4. Das Gemüse auf einen Teller geben, den Schafskäse öffnen und über das Gemüse geben. Abschließend alles noch mit etwas Salz und Pfeffer abschmecken.

Tag 4

Frühstück:	Buntes Rührei
Mittagessen:	Rotkohlsalat mit Schafskäse
Snack:	Hähnchen mit Spitzkohlgemüse
Abendessen:	Philippinische gebratene Bambussprossen

Frühstück

BUNTES RÜHREI

(4 Portionen, 1 Punkt pro Portion)

Nährwerte pro Person: 182 kcal, 1 g KH, 15 g EW, 13 g FE

Zutaten:

- 8 Eier
- 1 Bund Bärlauch
- 50 g getrocknete Tomaten
- 1 TL Olivenöl
- Salz und Pfeffer zum Würzen

Zubereitung:

1. Vier Eier und den Bärlauch in den Thermomix geben und dort auf Stufe 6 für 60 Sekunden vermengen. Die Masse dann in eine Schüssel füllen und mit Salz und Pfeffer würzen.
2. Als nächstes die letzten vier Eier und die getrockneten Tomaten in den Thermomix füllen und wiederum für 60 Sekunden auf Stufe 6 mischen. Nun ebenfalls mit Salz und Pfeffer würzen.
3. Nacheinander die beiden Eimassen in eine Pfanne mit etwas Olivenöl zu Rühreiern anbraten.
4. Auf vier Teller verteilen und noch warm servieren.

Mittagessen

ROTKOHLSALAT MIT SCHAFSKÄSE

(4 Portionen, 4 Punkte pro Portion)

Nährwerte pro Person: 219 kcal, 6 g KH, 11 g EW, 16 g FE

Zutaten:

- 600 g frischer Rotkohl
- 200 g Schafkäse (fettarm)
- 25 ml Olivenöl
- 25 ml weißer Balsamico
- Meersalz
- weißer Pfeffer

Zubereitung:

1. Den Schafskäse in Würfel schneiden.
2. Als nächstes den frischen Rotkohl mit einem Gemüsehobel in dünne Streifen zerkleinern. Den Rotkohl dann mit dem Schafskäse in einer Schüssel vermischen.
3. Für das Dressing die übrigen Zutaten im Thermomix kurz auf Stufe 5 vermengen.
4. Das Dressing über dem Salat verteilen, durchmischen und für 5 Minuten durchziehen lassen.

Snack

HÄHNCHEN MIT SPITZKOHLGEMÜSE

(2 Portionen, 5 Punkte pro Portion)

Nährwerte pro Person: 529 kcal, 17 g KH, 51 g EW, 26 g FE

Zutaten:

- 300 g Hähnchenbrustfilet
- ½ Spitzkohl
- 1 mittelgroße Zwiebel
- 250 ml Gemüsebrühe
- 100 g körniger Frischkäse (fettarm)
- 75 ml Milch, fettarm
- 1 EL Olivenöl
- 2 TL Currypulver
- 2 TL Paprikapulver
- Salz und Pfeffer zum Abschmecken

Zubereitung:

1. Zunächst den Spitzkohl in Streifen schneiden.
2. Anschließend die Zwiebel schälen und 5 Sekunden lang auf der Stufe 5 in den Thermomix geben.
3. Das Olivenöl hinzugeben und die Zwiebel 3 Minuten lang auf der Stufe 1 im Varoma andünsten.
4. Die Gemüsebrühe hinzugeben. Den Spitzkohl in den Varoma-Aufsatz geben.
5. Nun das Hähnchenfleisch in mundgerechte Stücke schneiden und diese auf dem Spitzkohl verteilen und das Currypulver oben drüberstreuen.
6. Anschließend den Deckel aufsetzen und alles 15 Minuten lang auf der Stufe 1 im Varoma garen.
7. Folgend den körnigen Frischkäse und die Milch in den Thermomix geben, alles 5 Sekunden lang auf der Stufe 5 mixen und mit etwas Salz und Pfeffer und dem Paprikapulver abschmecken.
8. Den Inhalt des Varoma-Aufsatzes mit in den Thermomix geben und alles 2 Minuten lang bei 90°C und im Linkslauf vermischen und fertiggaren.

Abendessen

PHILIPPINISCHE GEBRATENE BAMBUSSPROSSEN

(4 Portionen, 2 Punkte pro Portion)

Nährwerte pro Person: 203 kcal, 16 g KH, 14 g EW, 8 g FE

Zutaten:

- 500 g Schweinefleisch
- 200 g Austernpilze
- 200 g Bambussprossen
- 200 g Sojasprossen
- Austernsauce
- Currypaste
- 1 TL Olivenöl
- Salz und Pfeffer

Zubereitung:

1. Das Schweinefleisch in Streifen schneiden. Mit etwas Olivenöl und 2 EL Currypaste im Thermomix bei Stufe 3/100°C andünsten. Die Pilze hinzufügen und ebenfalls kurz mitdünsten.
2. Bambus- und Sojasprossen hinzufügen und auf Stufe 2/70°C für 10 Minuten andünsten.
3. Mit der Austernsauce sowie den Gewürzen abschmecken und nochmals für 10 Minuten bei gleicher Einstellung andünsten. Noch warm servieren und genießen.

Tag 5

Frühstück:	Himbeer & Bananen-Quarkspeise
Mittagessen:	Gefüllte Paprika
Snack:	Hüttenkäse mit Möhren und Safran
Abendessen:	Spargelauflauf

Frühstück

HIMBEER & BANANEN-QUARKSPEISE

(2 Portionen, 5 Punkte pro Portion)

Nährwerte pro Person: 262 kcal, 16 g KH, 15 g EW, 15 g FE

Zutaten:

- 100 g Himbeeren (tiefgekühlt)
- 150 g Magerquark
- 15 g Sojaöl
- 70 g Banane (kleine Stückstücken)
- 50 g griechischer Joghurt
- 3 EL Chiasamen

Zubereitung:

1. Himbeeren unaufgetaut in den Mixtopf geben und für 5 Sekunden / Stufe 10.
2. Alles mit dem Spatel hinunterschieben.
3. Banane dazu geben - 3 Sekunden / Stufe 5.

Runterschieben

1. Quark hinzufügen - 10 Sekunden / Stufe 5.
2. Falls sich die Masse noch nicht gut verbindet, Joghurt und Leinöl hinzufügen und für 10 Sekunden / Stufe5.
3. Runterschieben und evtl. Wiederholen.
4. Chia Samen erst über die fertige Speise streuen.
5. Servieren.

Mittagessen

GEFÜLLTE PAPRIKA

(4 Portionen, 7 Punkte pro Portion)

Nährwerte pro Person: 354 kcal, 13 g KH, 32 g EW, 18 g FE

Zutaten:

- 4 Paprika
- 300 g Hähnchenfleisch
- 200 g geriebener Käse
- 1 Chili
- 1 Knoblauchzehe
- Salz und Pfeffer zum Würzen

Zubereitung:

1. Die Paprika halbieren und die Hälften entkernen.
2. Etwa 1/3 des Käses mit dem Fleisch, Salz und Pfeffer sowie Knoblauch und Chili auf Stufe 5 für 15 Sekunden zu einer gleichmäßigen Masse verarbeiten.
3. Die Masse auf die Paprikahälften verteilen und mit dem übrigen Käse bestreuen. Das ganze bei 200°C für 25 Minuten im Ofen garen und noch warm servieren.

Snack

HÜTTENKÄSE MIT MÖHREN UND SAFRAN

(4 Portionen, 5 Punkte pro Portion)

Nährwerte pro Person: 171 kcal, 8 g KH, 22 g EW, 5 g FE

Zutaten:

- 800 g Hüttenkäse (fettarm)
- 150 g Möhren
- 1 TL Safranpulver

Zubereitung:

1. Die Möhren schälen und grob zerkleinern. In den Thermomix geben und dort auf Stufe 9 für 60 Sekunden sehr fein pürieren.
2. Die übrigen Zutaten hinzufügen und auf Stufe 5 für weitere 60 Sekunden vermengen.
3. Den Hüttenkäse auf vier Müslischüsseln verteilen und sofort servieren oder im Kühlschrank lagern.

Abendessen

SPARGELAUFLAUF

(4 Portionen, 7 Punkte pro Portion)

Nährwerte pro Person: 294 kcal, 6 g KH, 26 g EW, 17 g FE

Zutaten:

- 500 g Spargel
- 500 g Spinat
- 200 g Schinken
- 150 g geriebener Käse (fettarm)
- 4 EL Senf
- 4 EL Crème fraîche Kräuter (fettarm)
- Salz und Pfeffer zum Würzen

Zubereitung:

1. Den Spargel schälen und gemeinsam mit dem Spinat in den Garkorb geben. 500 ml Wasser sowie etwas Salz hinzufügen und für 20 Minuten auf Stufe 1 dünsten.
2. Den Schinken in Würfel schneiden und gemeinsam mit dem gegarten Gemüse in eine Auflaufform füllen.
3. Nun den geriebenen Käse mit dem Creme Fraiche, Senf und Gewürzen für 30 Sekunden auf Stufe 4 mischen. Über dem Gemüse verstreichen und in dem auf 200°C vorgeheizten Ofen für 20 Minuten backen.

Tag 6

Frühstück: Eiweißomelett mit Hähnchen
Mittagessen: Rohkostsalat mit Nüssen
Snack: Kokospancakes
Abendessen: Mediterrane Gemüsepfanne mit Garnelen

Frühstück

EIWEISSOMELETT MIT HÄHNCHEN

(4 Portionen, 2 Punkte pro Portion)

Nährwerte pro Person: 281 kcal, 3 g KH, 48 g EW, 8 g FE

Zutaten:

- 12 Eiweiß
- 1 EL Schnittlauch
- 75 g geriebenen Gouda (fettarm)
- 4 Scheiben Hähnchenbrust
- Salz und Pfeffer zum Würzen

Zubereitung:

1. Die Eiweiße sowie das Schnittlauch und eine Prise Salz und Pfeffer im Thermomix auf Stufe 5 für 15 Sekunden vermischen.
2. Die Eiweißmasse in einer Pfanne mit etwas Olivenöl zu Omeletts braten.
3. Auf vier Teller verteilen. Eine Hälfte jeweils mit Hähnchenbrust und Käse belegen und mit der anderen Hälfte des Omeletts zuklappen.

Mittagessen

ROHKOSTSALAT MIT NÜSSEN

(4 Portionen, 11 Punkte pro Portion)

Nährwerte pro Person: 421 kcal, 24 g KH, 13 g EW, 29 g FE

Zutaten:

- 300 g Möhren
- 300 g Kohlrabi
- 200 g Sellerie
- 100 g geröstete Erdnüsse
- 100 g Cashewkerne
- 1 rote Zwiebel
- 200 ml Orangensaft
- 2 TL Olivenöl
- Salz und Pfeffer

Zubereitung:

1. Möhren, Kohlrabi und Sellerie schälen und in grobe Stücke schneiden.
2. Das Gemüse in den Thermomix füllen und dort auf Stufe 6 zerkleinern, jedoch nicht pürieren.
3. Die vermischen Gemüsestücke mit den Nüssen vermengen.
4. Die Zwiebel schälen und im Thermomix auf Stufe 5 für 10 bis 15 Sekunden zerkleinern. Mit dem Orangensaft und einen Spritzer Olivenöl sowie jeweils einer Prise Salz und Pfeffer auf Stufe 5 vermischen.
5. Das Dressing über den Salat verteilen und zeitnah servieren.

Snack

KOKOSPANCAKES

(4 Portionen, 3 Punkte pro Portion)

Nährwerte pro Person: 135 kcal, 2 g KH, 9 g EW, 9 g FE

Zutaten:

- 4 Eiweiß
- 2 Eier
- 40 g Kokosflocken
- 100 ml Milch (fettarm)
- 1 Prise Salz

Zubereitung:

1. Das Eiweiß auf Stufe 4 zu Eischnee verarbeiten.
2. Anschließend die übrigen Zutaten miteinander auf Stufe 4 für 1 Minute zu einem gleichmäßigen Teig vermengen. Im Anschluss den Eischnee langsam unterheben.
3. Den Teig nun in einer Pfanne zu Pancakes backen und entweder warm oder abgekühlt servieren.

Abendessen

MEDITERRANE GEMÜSEPFANNE MIT GARNELEN

(4 Portionen, 0 Punkte pro Portion)

Nährwerte pro Person: 104.2 kcal, 9 g KH, 14 g EW, 1 g FE

Zutaten:

- 200 g Garnelen
- 4 Tomaten
- 1 Zucchini
- 1 Aubergine
- 1 Zwiebel
- 1 Knoblauchzehe
- 400 ml Gemüsebrühe
- 2 EL Tomatenmark
- 1 TL Thymian
- Salz und Pfeffer zum Würzen
- 1 TL Oregano

Zubereitung:

1. Zucchini, Aubergine und Tomaten waschen und groß zerkleinern. Danach die Zwiebel und Knoblauchzehe schälen.
2. Die zuvor vorbereiteten Zutaten in den Thermomix füllen und dort auf Stufe 6 zerkleinern. Die Stücke sollten nicht größer als 1 cm sein.
3. Die Gemüsebrühe hinzufügen und auf Stufe 3/100°C erhitzen und für 10 Minuten auf Stufe 3/80°C köcheln lassen.
4. Nach dieser Zeit die übrigen Zutaten hinzufügen und dort weitere 5 Minuten köcheln lassen. Mit Salz und Pfeffer würzen und noch warm servieren.

Tag 7

Frühstück:	Quinoa-Granatapfel-Frühstück
Mittagessen:	Fischcurry
Snack:	Waldbeersmoothie
Abendessen:	Quinoa mit Bohnen und Paprika

Frühstück

QUINOA-GRANATAPFEL-FRÜHSTÜCK

(2 Portionen, 10 Punkte pro Portion)

Nährwerte pro Person: 365 kcal, 45 g KH, 10 g EW, 15 g FE

Zutaten:

- 125 g Quinoa
- 250 ml Sojamilch
- 1 TL Vanillezucker
- 1 TL Honig
- Kerne von 1 Granatapfel
- 3 EL Kokosflocken
- optional Zimt, Gewürze, Kokosöl, Früchte nach Geschmack

Zubereitung:

1. Quinoa mit kochendem Wasser abspülen.
2. Mit Sojamilch, Vanille und Honig in den Mixtopf geben, für 30 Minuten bei Linkslauf 100°C köcheln bis ein Brei entsteht.
3. Das Loch in der Mitte des Deckels offenlassen (sonst kocht es über).
4. Obst in den Mixtopf geben, für 20 Sekunden Linkslauf Stufe 3.
5. Servieren.

Mittagessen

FISCHCURRY

(4 Portionen, 7 Punkte pro Portion)

Nährwerte pro Person: 461 kcal, 13 g KH, 28 g EW, 31 g FE

Zutaten:

- 500 g Seeelachsfilet
- 300 g Möhren
- 2 Porreestangen
- 1 Gemüsezwiebel
- 400 ml Kokosmilch (fettarm)
- 100 ml Wasser
- 3 TL Currypulver
- 1 TL Olivenöl
- Salz und Pfeffer zum Würzen

Zubereitung:

1. Zwiebel und Möhren schälen und in grobe Stücke schneiden. Im Thermomix für 10 Sekunden auf Stufe 5 zerkleinern.
2. Etwas Öl, den in Streifen geschnittenen Porree und das Currypulver hinzufügen und alles auf Stufe 1 andünsten bis die Zwiebel glasig ist.
3. Wasser und Kokosmilch hinzufügen und alles für 10 weitere Minuten kochen. Anschließend den Seelachs hinzufügen und für 9 Minuten kochen lassen.
4. Vor dem Servieren noch mit Salz und Pfeffer abschmecken.

213 | ANJA FINKE

Snack

(4 Portionen, 0 Punkte pro Portion)

Nährwerte pro Person: 81 kcal, 10 g KH, 4 g EW, 3 g FE

Zutaten:

- 250 g Joghurt
- 200 g Himbeeren
- 200 g Heidelbeeren
- 50 ml Zitronensaft
- Stevia oder anderer Zuckerersatz nach Belieben

Zubereitung:

1. Die Zutaten zusammen in den Thermomix geben und für 60 Sekunden auf Stufe 10 pürieren.
2. Den Smoothie entweder sofort servieren oder im Kühlschrank kaltstellen.

Abendessen

QUINOA MIT BOHNEN UND PAPRIKA

(1 Portion, 9 Punkte pro Portion)

Nährwerte pro Person: 250 kcal, 43 g KH, 9 g EW, 4 g FE

Zutaten:

- 50 g Quinoa
- 1 Frühlingszwiebel
- 1 Knoblauchzehe
- 1 Paprika
- 30 g Bohnen
- 110 ml Gemüsebrühe
- 1 EL Olivenöl
- 8 g Tomatenmark
- ½ TL Chilipulver
- ½ TL Korriander
- 1 TL Paprikapulver
- Salz zum Abschmecken

Zubereitung:

1. Den Knoblauch schälen und zusammen mit der Frühlingszwiebel für 5 Sekunden auf der Stufe 5 in den Thermomix geben.
2. Das Olivenöl hinzugeben und die zerkleinerten Zutaten 2 Minuten lang auf der Stufe 1 im Varoma andünsten.
3. Den Quinoa waschen und zusammen mit den restlichen Zutaten 20 Minuten lang bei 100 °C im Linkslauf auf der Stufe 1 in den Thermomix geben.
4. Abschließend den Thermomix noch 15 Minuten lang geschlossen halten, um den Quinoa quellen zu lassen.

Ernährungsplan – Woche 4

Ernährungsplan selbst erstellen

Nun liegt es an dir. Mit dem Gelernten in meinem Buch und den vielen Rezepten solltest du in der Lage sein, dir selbst gesunde Ernährungspläne zusammenzustellen.

Denn vergiss nicht: Planung ist eins der wichtigsten Dinge beim Abnehmen. Ein gesunder Wochenplan ist eine unverzichtbare Grundlage. Er beugt plötzlichen Heißhunger Attacken vor, hilft beim Einkaufen und bringt Struktur in deinen Alltag.

Nicht vergessen!

Hast du dir eigentlich schon das **kostenlose E-Book** heruntergeladen? Mit dem Kauf von diesem Buch erhältst du als Bonus auf meiner Webseite weitere gratis Rezepte zum Download: Öffne einen Internetbrowser deiner Wahl, auf dem Smartphone oder dem Computer, und tippe einfach folgendes ein: **bonus.anjafinke.com** - Du gelangst dann direkt auf meine Webseite und findest dort den Download.

Wie gehst du nun also vor?

Ich bin aber davon überzeugt, dass es jeder Mensch schaffen kann, sich selbst einen passenden Plan zusammenzustellen. Und ich möchte dir hier die Fragebögen an die Hand geben, die ich selbst in meiner Beratung verwende.

Zunächst frage ich Kundinnen, wie der aktuelle Status ihrer Ernährung ist. Dazu schicke ich ihnen einen kurzen Fragebogen, wie hier unten dargestellt. Über eine Woche schreibt meine Kundin dann ihre Lebensgewohnheiten auf, so dass wir ein Verständnis über ihre Ernährung und Bewegung bekommen.

Denn nur so können wir einen passenden Ernährungsplan erstellen, basierend auf ihren Vorlieben und Einschränkungen. Das Problem ist oft, dass manche Menschen von einem Tag auf den anderen ihren kompletten Alltag umstellen, und so scheitern. Wir müssen bei der Ernährungsumstellung langsam vorgehen, so dass der Körper Zeit hat sich an die neue Lebensart umzugewöhnen.

Mit dem Ergebnis des Fragebogens erstelle ich dann einen individuellen Ernährungsplan. In der Vergangenheit habe ich z.B. folgende Pläne erstellt:

- vegan / vegetarisch
- intermittierendes Fasten
- 5 Mahlzeiten (Frühstück, Mittag, Abendessen + 2 Snacks)
- 3 Mahlzeiten (Frühstück, Mittag, Abendessen)
- 3 Mahlzeiten Low Carb (Frühstück, Mittag, Abendessen)

Nun zum Fragebogen und Ernährungsplan zum selber bauen

Hier findest du den originalen Fragebogen, wie ich ihn verwende. Fülle den Fragebogen für dich selbst einmal aus und sei dabei ehrlich!

Fragebogen zu deinem Ernährungs- und Bewegungsverhalten

Fragen zu deiner Person:

Name:

Alter: Größe: Gewicht:

Bitte beantworte die folgenden Fragen zu deinem Ernährungs- und Bewegungsverhalten. Dabei ist es wichtig, dass du die Antworten auf die Fragen <u>ehrlich abschätzt</u> und nicht schönst, da wir nur auf Grundlage dessen einen passenden Abnehmplan für dich erstellen können.

Kreuze bitte jeweils die passenden Antworten an.

Fragen zu deiner aktuellen Ernährung:

Wie oft und zu welchen Zeiten isst du in der Regel?

Frühstück	Snack	Mittagessen	Snack	Abendessen	Snack

Wie oft isst du Obst?

mehrmals täglich	1 x täglich	mehrmals pro Woche	1 x in der Woche	1 x pro Monat	eigentlich nie

Wie oft isst du Gemüse?

mehrmals täglich	1 x täglich	mehrmals pro Woche	1 x in der Woche	1 x pro Monat	eigentlich nie

Wie viel trinkst du am <u>Tag</u>? Trage bitte für beide Kategorien die durchschnittliche Menge ein.

Wasser und ungesüßter Tee			Softgetränke (light und normal), Säfte, Energiedrinks, Milch und Ersatzmilch, Kaffee, etc. (alles außer Wasser und ungesüßter Tee)		
0 Liter	0 – 2 Liter	2 – 4 Liter	0 Liter	0 – 2 Liter	2 – 4 Liter

Fragen zu deinen Vorlieben und Wünschen:

Durch die Beantwortung der oben genannten Fragen, können wir uns noch schon einen ungefähren Eindruck über dein aktuelles Essverhalten machen. Um dir jedoch einen persönlichen Plan zu erstellen, welcher geschmacklich auf deine Vorlieben eingeht, beantworte bitte noch die folgenden Fragen.

Welche Lebensmittel, oder Gerichte bevorzugst du?

-
-
-
-

Welche Lebensmittel magst du nicht? Hast du Lebensmittelallergien (falls du Allergien hast, schreibe hinter die entsprechenden Lebensmittel bitte „Allergie")?

-
-
-
-
-

Welche Lebensmittel, Lebensmittelgruppen, oder Gerichte würdest du vielleicht gerne mehr essen, weißt aber beispielsweise nicht wie du diese lecker zubereiten kannst?

-
-
-
-
-

Wie oft und zu welchen Mahlzeiten möchtest du in Zukunft essen? Kreuze die entsprechenden Mahlzeiten bitte an.

Frühstück	Snack	Mittagessen	Snack	Abendessen	Snack

Wie oft möchtest du in der Woche kochen?

-

Hast du die Möglichkeit dein Essen unterwegs (beispielweise auf der Arbeit) zu erwärmen?

Nun kannst du deinen Leistungsumsatz berechnen (siehe dazu Kapitel 3 aus dem ersten Teil des Buches)

Dann erstellst du eine Liste von Rezepten, die deinen Vorlieben und Einschränkungen entsprechen. Du kannst dazu die Rezepte aus diesem Buch durchgehen.

Nun ist es wichtig zu verstehen, welche Nährwerte die einzelnen Rezepte haben, so dass du deine Tage vernünftig planen kannst, dein Tageslimit an Kalorien nicht übersteigst und optimaler Weise ein leichtes Kaloriendefizit aufweist.

Die Rezepte aus den ersten drei Wochen des Abnehmplanes haben bereits die Nährstoffe angegeben. Beim Rest der Rezepte fehlen diese Angaben ganz bewusst. Um diese nämlich herauszufinden, musst du selbst aktiv werden und die Nährwerte berechnen.

Dies geht sehr einfach und schnell unter: https://www.rezeptrechner-online.de/, oder einer entsprechenden App auf dem Smartphone. Mach die Berechnung auf jeden Fall, denn wenn du gelernt hast wie es geht, kannst du jedes Rezept deiner Wahl nachrechnen und in deinen Abnehmplan einbauen.

219 | ANJA FINKE

Außerdem gibt dir das eigene Berechnen der Nährwerte ein Gefühl für das Gericht und die Inhaltsstoffe. So lernst du mit der Zeit, welche Zutaten gut und welche nicht sehr förderlich für dein Gewicht sind.

Nachdem du die Nährwerte deiner Lieblingsrezepte berechnet hast, planst du deine Woche. Zeichne dazu auf einem Blatt Papier folgende Tabelle auf und fülle sie dann mit Rezepten. Aber jeweils so, dass dein Tageslimit nicht überschritten wird.

Ich weiß, die Berechnung und Planung sind Arbeit, aber es wird sich lohnen!

Tag	Frühstück	Mittag	Abendbrot
1			
2			
3			
4			
5			
6			
7			

Nachdem du die Woche geplant hast, heißt es Einkaufen. Erstelle eine Einkaufsliste anhand der Zutaten der Gerichte und kaufe diese ein.

Der Plan ist also nun fertig gestellt und die Zutaten sind bei dir im Haus. Nun heißt es dranbleiben. Lass dich nicht von ungeplanten Leckereien von deinem Plan abbringen. Koche nur das, was auf dem Plan steht.

Am Ende der Woche geht dann die Planung von vorne los. Nach einigen Wochen und etwas Feinschliff wirst du einige Ernährungspläne erstellt haben, die du nicht weiter anpassen musst und wiederverwenden kannst.

Wenn du z.B. vier unterschiedliche Wochenpläne hast, ist bereits ein ganzer Monat durchgeplant. Du hast sozusagen einen Monatsplan mit deinen Lieblingsgerichten. Verwende also diesen Monatsplan jeden Monat. Du wirst selbst kaum merken, dass du jeden Monat denselben Plan verwendest, denn die Rezeptvielfalt ist einfach viel zu groß.

Es ist also wirklich ganz simpel. Der Schlüssel zum Abnehmerfolg ist Planen und Dranbleiben.

Ich wünsche dir viel Erfolg dabei.

Deine Anja Finke

Rezeptesammlung

HAUPTGERICHTE

SCHWEINESCHNITZEL SÜSS-SAUER

(2 Portionen, 7 Punkte pro Portion)

Zutaten:

- 80 g trockener Basmatireis
- Salz
- 240 g Schweineschnitzel
- 10 g Cashewkerne
- 500 g Asia-Gemüse-Mix
- 800 g Gemüsebrühe

Zutaten für die Soße

- 3 EL Sojasoße
- 1 EL Tomatenmark
- etwas Honig
- 1 TL Zitronensaft
- Pfeffer

Zubereitung:

1. Die Cashewkerne in den Thermomix geben und auf Stufe 8 hacken. Diese umfüllen und zur Seite stellen.
2. Das Gemüse in den Varoma geben. Das Fleisch in Streifen schneiden und auf dem Einlegeboden verteilen. Die Gemüsebrühe in den Thermomix geben und den Reis im Garkörbchen einwiegen. Den Thermomix verschließen und den Varoma aufstellen. Alles auf der Stufe 1 im Varoma für 25 Minuten garen lassen.
3. Den Reis anschließend warmstellen und das Gemüse mit dem Fleisch in eine Schüssel geben. 80 g des Suds in den Thermomix geben, Sojasoße, Tomatenmark, Honig und Zitronensaft hinzugeben. Alles bei 90°C für 2 Minuten auf der Stufe 3 erhitzen.
4. Anschließend die Cashewkernen hinzugeben und alles mit Salz und Pfeffer abschmecken.
5. Die Soße zusammen mit dem Fleisch und Gemüse vermengen und alles mit dem Reis servieren.

HÜHNCHENPFANNE MIT GEMÜSE

(4 Portionen, 0 Punkte pro Portion)

Zutaten:

- 800 g Hühnerbrustfilet
- 250 g Brokkoli
- 2 Karotten
- 1 Glas Bambussprossen
- 2 rote Paprikas
- 100 ml Hühnerbrühe
- 4 EL Sojasauce

Zubereitung:

1. Das Fleisch waschen und trocken tupfen. Anschließend würfeln und in einer heißen Pfanne goldbraun anbraten.
2. Karotten in Scheiben schneiden, den Brokkoli in Röschen teilen und die Paprikas würfeln. Die Bambussprossen abtropfen lassen.
3. Das Gemüse in den Thermomix geben und auf Stufe 3/100°C für 10 Minuten dünsten. Anschließend mit Brühe ablöschen und die Sojasauce dazu geben.
4. Das Hühnerfleisch hinzugeben und noch einmal für 5 Minuten auf Stufe 2/80°C im Thermomix köcheln lassen.

HÄHNCHEN-TOMATEN-GESCHNETZELTES

(4 Portionen, 6 Punkte pro Portion)

Zutaten:

- 400 g Hähnchenfleisch, geschnetzelt
- 3 EL Sojasoße
- 250 g Reis
- 1 Zwiebel
- 1 Knoblauchzehe
- 1 TL Olivenöl
- 5 Tomaten, geviertelt
- 250 g Wasser
- 2 TL Gemüsebrühe
- Pfeffer
- Paprikapulver

Zubereitung:

1. Das Hähnchenfleisch circa 30 Minuten in Sojasoße, Pfeffer und Paprikapulver einlegen und danach in den Varoma geben
2. Zwiebel und Knoblauch 5 Sekunden auf Stufe 5 zerkleinern
3. Mit dem Öl 3 Minuten im Varoma auf Stufe 1 andünsten
4. Tomaten hinzugeben und für 6 Sekunden auf Stufe 5 zerkleinern
5. Wasser und Gemüsebrühe hinzufügen, Gareinsatz einhängen
6. Reis einwiegen und kurz auf Stufe 5 spülen
7. Varoma aufsetzen und für 25 Minuten auf Stufe 1 garen.

BOHNENEINTOPF

(4 Portionen, 5 Punkte pro Portion)

Zutaten:

- 200 g Möhren, in Stücken
- 200 g Knollensellerie, in Stücken
- 30 g Butter in Stücken
- 500 g Kartoffeln, in mundgerechten Stücken

- 500 g grüne Bohnen
- 600 g Wasser
- 1 Würfel Gemüsebrühe
- ½ TL Salz
- ½ TL Pfeffer

Zubereitung:

1. Möhren und Sellerie in den Mixtopf geben, für 5 Sekunden auf der Stufe 5 zerkleinern und mit dem Spatel nach unten schieben.
2. Die Butter zugeben für 3 Minuten bei 120°C, Linkslauf auf Stufe 1 dünsten.
3. Kartoffeln, Bohnen, Wasser, Brühwürfel, Bohnenkraut, Salz und Pfeffer zugeben für 18 Minuten bei 100°C Linkslauf, Stufe1 garen, abschmecken und servieren.

HÄHNCHENBRUST MIT BROKKOLI

(4 Portionen, 7 Punkte pro Portion)

Zutaten:

- 4 Hähnchenbrüste
- 200 g Reis,
- 400 g Brokkoli, in Röschen
- ½ Paprika, rot, in Stücken
- 1000 g Wasser
- 2 TL Suppenwürze
- Salz

- Pfeffer
- ½ TL Öl
- ½ TL Salz
- 2 Schmelzkäseecken
- 20 g Schmand, 24%
- 20 g Tomatenmark

Zubereitung:

1. Hähnchenfilets mit Salz und Pfeffer würzen, mit Öl benetzen und die Gewürze einreiben
2. Backpapier anfeuchten und den Varoma-Einlegeboden bedecken, die oberen Schlitze frei lassen

Hähnchenfilets darauflegen

1. Brokkoli-Röschen in den Varoma geben, die Paprikastücke darüber streuen und mit Kräutersalz würzen
2. Wasser in den Mixtopf füllen, Garkorb einhängen und Reis einwiegen
3. Suppenwürze zugeben und unter den Reis rühren
4. Mixtopf verschließen und Varoma aufsetzen
5. Für 20 Minuten / Varoma / Stufe 1 garen
6. Varoma und Garkorb warm stellen und aus der restlichen Garflüssigkeit (400 g) die Soße herstellen
7. Dafür die Restlichen Zutaten für die Soße zugeben
8. Mixtopf verschließen, Messbecher aufsetzen und für ca. 4 Minuten / 100°C / Stufe 3 kochen

BROKKOLI - MANDEL - HUHN

(4 Portionen, 5 Punkte pro Portion)

Zutaten:

- 800 g Hühnerbrust
- 500 g Brokkoli
- 100 g Mandeln (gestiftelt)
- 2 Knoblauchzehen

- 150 ml Gemüsebrühe
- 4 EL Sojasauce
- 1 EL Honig
- 1 EL Limettensaft

Zubereitung:

1. Honig, Limettensaft und 2 EL Sojasauce miteinander verquirlen. Das Fleisch waschen und würfeln. Anschließend mit der zuvor hergestellten Würzmischung marinieren.
2. Brokkoli in Röschen teilen und den Knoblauch fein hacken. Dann den Knoblauch in den Thermomix geben und auf Stufe 3/100°C für 2 Minuten anschwitzen lassen, bevor der Brokkoli hinzugegeben wird und die Brühe hinzukommt. Auf Stufe 2/70°C für 15 Minuten garen.
3. Pfanne ohne Fett erhitzen und die Mandelstifte rösten. Nachdem die Mandelstifte aus der Pfanne genommen wurden etwas Olivenöl hinzugeben. Das Fleisch abtropfen lassen und gut anbraten.
4. Die übrige Sojasauce und Marinade zusammen mit dem angebratenen Fleisch in den Thermomix geben und ca. 5 Minuten mitgaren. Vor dem Servieren mit den gerösteten Mandelstiften garnieren.

BULGUR-SPINAT

(2 Portionen, 3 Punkte pro Portion)

Zutaten:

- 90 g Bulgur
- 200 g Zucchini
- 150 g Spinat
- 30 g Feta, fettarm
- 20 g Zwiebel
- 0,5 Zehe Knoblauch

- 5 g Öl
- 5 g Tomatenmark
- 1 TL Gemüsebrühe
- 300 g Wasser
- 1 Zitrone

Zubereitung:

1. Zucchini halbieren und in Streifen schneiden.
2. Zwiebel und Knoblauch in den Thermomix geben und auf der Stufe 5 für 5 Sekunden zerkleinern.
3. Öl und Tomatenmark zugeben und 2,5 für Minuten auf der Stufe 2 bei 100°C anbraten.
4. Bulgur zugeben und für 2 Minuten auf der Stufe 2 / Varoma / Linkslauf garen.
5. Wasser, Gemüsebrühe für 8 Minuten auf der Stufe 2 / Linkslauf bei 100°C garen.
6. Spinat und Zucchini dazugeben nochmals für 3 Minuten auf der Stufe 2 / Linkslauf bei 100°C garen.
7. Feta in den Thermomix geben und für 2 Minuten auf der Stufe 3 / Linkslauf bei 90°C unterrühren und schmelzen lassen.

COUSCOUS MIT KOKOS-CURRY

(1 Portion, 14 Punkte pro Portion)

Zutaten:

- 60 g Couscous
- 1 mittelgroße Möhre
- ½ Zucchini
- ½ Paprika
- 1 Frühlingszwiebel
- 1 Knoblauchzehe

- 130 ml Gemüsebrühe
- 100 ml Kokosmilch, fettarm
- 1 TL Curry Pulver
- 1 TL Paprika Pulver
- ½ TL Chili Pulver
- Salz zum Abschmecken

Zubereitung:

1. Die Knoblauchzehe und die Möhre schälen und zusammen mit der Frühlingszwiebel für 8 Sekunden auf der Stufe 5 in den Thermomix geben.
2. Nun die Paprika entkernen und zusammen mit der Zucchini, in groben Stücken, in 4 Sekunden lang auf der Stufe 5 in den Thermomix geben.
3. Die Gemüsebrühe und die Kokosmilch hinzugeben und die Soße 8 Minuten lang bei 100 °C auf der Stufe 1 erwärmen.
4. Abschließend den Couscous und die Gewürze hinzugeben, alles vermengen und mit Salz abschmecken und noch etwa 13 Minuten quellen lassen, bis der Couscous weich ist.

CREMIGE NUDELN MIT ERBSEN

(1 Portion, 15 Punkte pro Portion)

Zutaten:

- 80 g Nudeln
- 1 Zwiebel
- 1 Knoblauchzehe
- 40 g Erbsen
- 110 ml Gemüsebrühe
- 80 ml Milch fettarm

- 1 EL Olivenöl
- 2 EL Frischkäse fettarm
- 1 Spritzer Zitronensaft
- 1 TL Kräuter der Provence
- 1 TL Paprika Pulver
- Salz und Pfeffer zum Abschmecken

Zubereitung:

1. Die Zwiebel und den Knoblauch schälen und für 5 Sekunden auf der Stufe 5 in den Thermomix geben.
2. Das Olivenöl hinzugeben und das zerkleinerte Gemüse 2 Minuten lang auf der Stufe 1 im Varoma andünsten.
3. Den Frischkäse, die Milch, die Gemüsebrühe und den Zitronensaft hinzugeben und die Soße 5 Minuten lang bei 100 °C auf der Stufe 1 vermengen und erwärmen.
4. Die Nudeln und die Erbsen hinzugeben und alles 13 Minuten lang bei 100 °C auf der Stufe 1 im Linkslauf, ohne Messbecher, köcheln lassen.
5. Abschließend die Nudeln mit den Kräutern abschmecken.

PAPRIKAFISCH

(4 Portionen, 11 Punkte pro Portion)

Zutaten:

- 750 g Kabeljau
- 750 g Tomaten
- 250 g Garnelen
- 2 rote Paprikas
- 2 Knoblauchzehen
- 1 Gemüsezwiebel

- 1 Zitrone
- 1 Dose Kokosnussmilch
- 1 Bund Koriander
- 1 TL Olivenöl
- Salz und Pfeffer zum Würzen

Zubereitung:

1. Den Knoblauch und die Zwiebel auf Stufe 5 für 5 Sekunden zerkleinern. Mit etwas Olivenöl auf Stufe 1 kurz glasig andünsten.
2. Tomaten und Kokoscreme hinzufügen. Für 5 Minuten auf Stufe 1 einkochen. Danach den in mundgerechte Stücke geschnittenen Fisch und die Garnelen gemeinsam mit den in Streifen geschnittenen Paprikas hinzufügen und für weitere 15 Minuten kochen.
3. Vor dem Servieren den gehackten Koriander sowie Zitronensaft hinzugeben und mit Salz und Pfeffer abschmecken.

FORELLE MIT PETERSILIENSOSSE

(2 Portionen, 9 Punkte pro Portion)

Zutaten:

- 350 g Forelle
- 350 g Kartoffeln
- Saft von 2 Zitronen
- 650 ml Gemüsebrühe
- 200 g Kräuterfrischkäse, fettarm

- 2 EL Olivenöl
- 2 Bund Dill
- 3 Bund frische Petersilie
- Salz und Pfeffer zum Abschmecken

Zubereitung:

1. Zunächst die Forellen ausnehmen und von innen säubern.
2. Anschließend die Zitronen auspressen und die Forellen von innen und außen damit einreiben.
3. Den Dill in die Forellen geben und diese von außen mit Salz und Pfeffer würzen und anschließend in einen Bratschlauch geben.
4. Nun 500ml Gemüsebrühe in den Thermomix geben.
5. Die Kartoffeln schälen, würfeln und in den Garkorb geben.
6. Den Garkorb einhängen und den Thermomix schließen.
7. Den Fisch in den Varoma legen und alles 25 Minuten lang auf der Stufe 1 im Varoma garen.
8. Anschließend die fertigen Kartoffeln mit Salz würzen und zusammen mit dem Fisch warmhalten.
9. Für die Soße zunächst die Petersilie 5 Sekunden lang auf der Stufe 8 in den Thermomix geben. Die restliche Gemüsebrühe, das Olivenöl, den Kräuterfrischkäse und etwas Salz und Pfeffer hinzugeben. Die Soße 3 Minuten lang bei 100°C auf der Stufe 2 erwärmen und über die Kartoffeln und den Fisch geben.

GEMÜSE MIT VEGETARISCHEM BUTTER „CHICKEN"

(2 Portionen, 5 Punkte pro Portion)

Zutaten:

- 2 mittelgroße Möhren
- 2 mittelgroße Kartoffeln
- 250 g Blumenkohl
- 1 rote Zwiebel
- 2 Knoblauchzehen
- 1 Stück Ingwer, daumengroß
- 1 Dose Tomatenstücke
- 100 g Naturjoghurt, fettarm
- 2 EL Halbfettbutter
- 1 TL Chili Pulver
- 2 TL Paprika Pulver
- 1 TL Kurkuma
- ½ TL Garam Masala
- Salz und Pfeffer zum Abschmecken

Zubereitung:

1. Zunächst die Zwiebel, den Knoblauch und den Ingwer schälen und alles 10 Sekunden lang auf der Stufe 5 in den Thermomix geben.
2. Nun die Butter hinzufügen und alles 5 Minuten lang auf der Stufe 1 und bei 100°C andünsten.
3. Folgend die Dose Tomaten, das Chili Pulver, das Paprika Pulver und das Kurkuma mit in den Mixtopf geben und alles 10 Minuten lang bei 100°C auf der Stufe 2 garen.
4. Zwischenzeitlich das Gemüse zubereiten. Hierfür die Möhren und die Kartoffeln schälen und beides in mundgerechte Würfel schneiden.
5. Den Blumenkohl in einzelne mundgerechte Röschen zerteilen.
6. Im Anschluss das zubereitete Gemüse mit in den Thermomix geben und alles zusammen 15 Minuten lang bei 100°C im Linkslauf garen. Wenn das Gemüse noch nicht gar ist dieses noch etwas länger garen lassen.
7. Nun den Naturjoghurt und das Garam Masala hinzugeben, alles vermengen und erneut 2 Minuten lang bei 80°C und im Linkslauf erwärmen.
8. Abschließend alles noch einmal entsprechend der Gewürze abschmecken.

PUTENMIX

(4 Portionen, 5 Punkte pro Portion)

Zutaten:

- 500 g Putengeschnetzeltes
- 1 Brokkoli, in Röschen
- 400 g Möhren, in Scheiben
- 600 g Kartoffeln, in Scheiben
- 2 Zwiebeln, halbiert
- 1 Knoblauchzehe
- 20 g Öl
- 500 g passierte Tomaten
- 200 g warmes Wasser
- 1 Würfel Fleischbrühe
- 2 TL Zucker
- ½ TL Majoran
- ½ TL Thymian
- ½ TL Curry
- 1 TL Salz, Pfeffer

Zubereitung:

1. Den Brokkoli und die Möhren in den Varoma geben und etwas salzen
2. Die Kartoffeln ins Garkörbchen füllen
3. Das Fleisch auf dem Einlegeboden verteilen und salzen und pfeffern
4. Die Zwiebeln und den Knoblauch in den Thermomix geben und für 4 Sekunden auf Stufe 5 zerkleinern
5. Öl dazugeben und für 3 Minuten / Varoma auf Stufe 1 andünsten
6. Alle restlichen Zutaten dazugeben und kurz auf Stufe 3 verrühren
7. Den Gareinsatz einhängen, Varoma mit Einlegeboden aufsetzen und alles für 25 Minuten / Varoma Stufe 1 garen
8. Die Kartoffeln und das Fleisch in eine Schüssel füllen, mit Sauce übergießen und zusammen mit dem Gemüse servieren.

KARTOFFEL-PAPRIKA-TOPF

(2 Portionen, 3 Punkte pro Portion)

Zutaten:

- 200 g Kartoffeln
- 1 rote Paprikaschote
- 1 gelbe Paprikaschote
- 1 grüne Paprikaschote
- 1 Zwiebel

- 1 TL Öl
- 250 g Gemüsebrühe
- 2 TL Tomatenmark
- ½ TL Paprikapulver rosenscharf
- Salz, Pfeffer

Zubereitung:

1. Kartoffeln schälen und in Würfel schneiden.
2. Paprika waschen und in Würfel schneiden.
3. Zwiebel schälen, in den Mixtopf geben und 5 Sek./Stufe 5 zerkleinern. Öl hinzufügen und 2 Min./Varoma/Stufe 1 dünsten.
4. Kartoffel- und Paprikastücke hinzufügen und 5 Min./Varoma/Linkslauf/Stufe 1 mit andünsten.
5. Gemüsebrühe, Tomatenmark und Gewürze hinzufügen und 15 Min./100°C/Linkslauf/Stufe 1 köcheln lassen.

PUTENSCHNITZEL MIT GEDÜNSTETEM GEMÜSE UND TOMATENSAUCE

(2 Portionen, 10 Punkte pro Portion)

Zutaten:

- 2 Putenschnitzel (ca. 250 g gesamt)
- 1 Paprika
- 1 kleine Zucchini
- 600 g Wasser
- 1 EL Gemüsebrühe-Pulver
- 150 g Reis

- 2 EL Tomatenmark
- 100 g saure Sahne fettreduziert
- 1 EL Mehl
- ½ TL Paprikapulver
- (Kräuter-)salz, Pfeffer

Zubereitung:

1. Putenschnitzel von beiden Seiten salzen und pfeffern und nebeneinander in den mit Backpapier ausgelegten Varoma-Einlegeboden geben.
2. Paprika waschen und in Streifen schneiden.
3. Zucchini waschen, der Länge nach halbieren und in Scheiben schneiden.
4. Das Gemüse in den Varomabehälter hinzufügen.
5. Wasser im Wasserkocher kochen, währenddessen Reis im Garkörbchen abwiegen.
6. Garkörbchen mit Reis in den Mixtopf einsetzen und gekochtes Wasser und Gemüsebrühe-Pulver hinzufügen. Varoma aufsetzen und 20 Min./Varoma/Stufe 1 garen. Kochdauer von Reis anpassen je nach Zubereitungsanleitung des Produkts und das Garkörbchen mit Reis bereits vorher entfernen.
7. Varoma abnehmen und wer die Putenschnitzel angebraten möchte, kann sie kurz in der Pfanne von beiden Seiten scharf anbraten während die Sauce köchelt.

SUPPEN

CURRY-CHAMPIGNONSUPPE

(4 Portionen, 7 Punkte pro Portion)

Zutaten:

- 100 g Reisglasnudeln
- 250 g Champignons
- 1 walnussgroßes Stück Ingwer
- 1 Knoblauchzehe
- 1 TL Korianderkörner
- 1 Bund Koriandergrün

- 20 g Sesamöl
- 600 ml Gemüsebrühe
- 160 ml Kokosmilch fettarm
- 2 TL Curry Pulver
- 2 TL Currypaste
- Salz und Pfeffer zum Abschmecken

Zubereitung:

1. Den Ingwer und den Knoblauch schälen und zusammen mit dem Koriander und den Kräutern für 3 Sekunden auf der Stufe 8 in den Thermomix geben.
2. Das Olivenöl hinzugeben und alles 3 Minuten lang auf der Stufe 1 im Varoma andünsten.
3. Folgend die restlichen Zutaten bis auf die Reisglasnudeln zugeben, und die Suppe 10 Minuten lang bei 100°C auf der Stufe 1 aufkochen lassen.
4. Abschließend die Reisglasnudeln in Stücke brechen, zugeben, 2 Minuten lang bei 100°C im Linkslauf auf der Stufe 1 erwärmen und alles noch mit etwas Salz und Pfeffer abschmecken.

BÄRLAUCH-KRESSE-SUPPE

(4 Portionen, 8 Punkte pro Portion)

Zutaten:

- 500 ml Gemüsebrühe
- 100 ml Sahne (fettarm)
- 100 g Crème fraiche (fettarm)
- 50 g Bärlauch
- 3 EL Olivenöl

- 3 Kästen Kresse
- 1 Zwiebel
- 2 Knoblauchzehen
- 1 Prise Muskat
- Salz und Pfeffer zum Würzen

Zubereitung:

1. Zwiebeln und Knoblauch auf Stufe 5 zerkleinern. Im Anschluss das Olivenöl hinzufügen und auf Stufe 1 glasig andünsten.
2. Die Kresse abschneiden und mit dem Bärlauch in dem Thermomix geben. Für eine weitere Minute andünsten und nun die Brühe und die Gewürze hinzufügen. Die Suppe danach für 10 Minuten auf Stufe 3 kochen.
3. Die Suppe auf Stufe 10 pürieren. Mit Sahne und Crème fraîche verfeinern und alles auf Stufe 6 kurz vermengen bis eine gleichmäßige Konsistenz entsteht. Die Suppe im Anschluss noch warm servieren.

BLUMENKOHL-KICHERERBSENSUPPE

(4 Portionen, 0 Punkte pro Portion)

Zutaten:

- 1 mittleren Blumenkohl
- 400 g fertige Kichererbsen
- 1 mittelgroße Zwiebel
- 1 Knoblauchzehe
- 1 TL Pflanzenöl
- 1 TL Kreuzkümmel
- 2 EL Koriander
- 4 EL Magermilchjoghurt
- 1 EL Curry-Gewürzpaste
- 1 Liter Gemüsebrühe
- Salz und Pfeffer zum Abschmecken

Zubereitung:

1. Die Zwiebel und den Knoblauch schälen und beides 5 Sekunden lang auf der Stufe 5 in den Thermomix geben.
2. Das Pflanzenöl hinzugeben und alles 3 Minuten lang auf der Stufe 1 im Varoma andünsten.
3. Nun den Kreuzkümmel dazugeben und diesen für eine weitere Minute mit andünsten.
4. Anschließend die Gemüsebrühe, die Currypaste und die Kichererbsen hinzufügen und den Blumenkohl, in einzelnen Röschen, in den Varoma legen. Alle 20 Minuten lang im Linkslauf im Varoma garen, bis der Blumenkohl bissfest ist.
5. Die Hälfte vom Blumenkohl für 10 Sekunden auf der Stufe 8 in den Thermomix geben.
6. Die andere Hälfte des Blumenkohls zusammen mit den Kichererbsen und den Gewürzen für 30 Sekunden auf der Stufe 2 und im Linkslauf in den Thermomix geben.
7. Abschließend alles miteinander vermengen die Suppe mit jeweils einem Esslöffel Magermilchjoghurt garnieren.

BOHNENEINTOPF MIT METTWÜRSTCHEN

(4 Portionen, 10 Punkte pro Portion)

Zutaten:

- 750 g grüne Bohnen
- 750 ml Gemüsebrühe
- 500 g Kartoffeln
- 150 ml saure Sahne, fettarm
- 4 Mettwürstchen
- 1 EL Bohnenkraut
- 1 Messerspitze Muskat
- Salz und Pfeffer zum Abschmecken

Zubereitung:

1. Die Bohnen und das Bohnenkraut in den Varoma geben.
2. Die Kartoffeln schälen und in Würfel schneiden. Diese zusammen mit der Gemüsebrühe und dem Muskat in den Mixtopf geben, den Varoma aufsetzen und diesen 30 Minuten lang auf der Stufe 1 laufen lassen.
3. Zwischenzeitlich die Mettwürstchen in Scheiben schneiden und diese nach 20 Minuten in den Einlegeboden des Varomas legen.
4. Anschließend den Varoma an die Seite stellen, die Sahne in den Mixtopf geben und die Suppe 15 Sekunden lang auf der Stufe 5 zerkleinern.
5. Die fertigen Bohnen und Würstchen in den Mixtopf geben. Abschließend die Suppe 5 Minuten lang bei 100°C im Linkslauf erwärmen und mit etwas Salz und Pfeffer abschmecken.

BRENNNESSELSUPPE

(4 Portionen, 5 Punkte pro Portion)

Zutaten:

- 50 g Zwiebeln
- 250 g Kartoffeln
- 300 g Brennnesseln ohne Stiele
- 25 g Butter
- 700 ml Gemüsebrühe

- 100 g saure Sahne, fettarm
- 2 EL Schnittlauch
- 2 TL Paprika Pulver
- Salz und Pfeffer zum Abschmecken

Zubereitung:

1. Die Zwiebeln und die Kartoffeln schälen und in groben Stücken 5 Sekunden lang auf der Stufe 5 in den Thermomix geben.
2. Das Olivenöl hinzugeben und alles 4 Minuten lang auf der Stufe 2 im Varoma andünsten.
3. Die Brennnesseln, die Gemüsebrühe und das Paprika Pulver zugeben und die Suppe 17 Minuten lang bei 100°C auf der Stufe 2 garen.
4. Nun die Sahne hinzugeben und die Suppe 20 Sekunden lang auf der Stufe 8 pürieren.
5. Abschließend die Suppe noch mit etwas Salz und Pfeffer abschmecken, servieren und mit dem Schnittlauch garnieren.

BROKKOLI CREMESUPPE

(4 Portionen, 11 Punkte pro Portion)

Zutaten:

- 1 Zwiebel
- 40 g Butter
- 500 g Brokkoli
- 700 g Wasser
- 30 g Mehl

- 2 ½ TL Gemüsebrühe
- 1 Prise Pfeffer
- 100 g Sahne (fettarm)
- 100 g Creme fraiche
- 3 Knoblauchzehen

Zubereitung:

1. Zwiebel und Knoblauch in den Thermomix geben und 3 Sekunden auf Stufe 5 zerkleinern.
2. Butter hinzugeben und für 4 Minuten bei 100 Grad auf Stufe 2 andünsten.
3. Geputzten Brokkoli mit Stil zugeben und für 5 Sekunden auf Stufe 6 zerhacken.
4. Anschließend erneut 4 Minuten bei 100 Grad Celsius auf Stufe 2 andünsten.
5. Wasser, Mehl, Gemüsebrühe und Pfeffer hinzugeben und alles für 15 Minuten bei 100 Grad Celsius auf Stufe 4 garen.
6. Anschließend für 30 Sekunden auf Stufe 8 pürieren.
7. Zum Schluss Sahne und Creme fraiche zugeben und für 5 Minuten bei 90 Grad Celsius auf Stufe 1 fertig garen

SMOOTHIES

BANANEN-APFEL SMOOTHIE

(1 Portion, 1 Punkt pro Portion)

Zutaten:

- 1 Banane
- 1 Apfel
- 100 g Buttermilch (fettarm)

Zubereitung:

1. Banane schälen und Apfel entkernen. Beides in groben Stücken 8 Sekunden lang auf Stufe 5 in den Mixtopf geben.
2. Buttermilch hinzufügen und 1 Minute lang auf Stufe 10 alles pürieren.

BANANEN-SMOOTHIE

(1 Portion, 5 Punkte pro Portion)

Zutaten:

- 2 Bananen
- 200 ml Milch(fettarm)
- 1 TL Zimt
- 1 TL Vanillezucker

Zubereitung:

1. Bananen schälen und in groben Stücken 20 Sekunden lang auf Stufe 8 in den Mixtopf geben.
2. Milch, Zimt und Vanillezucker zufügen und alles 1 Minute lang auf Stufe 10 pürieren.

BEEREN-BANANEN SMOOTHIE

(1 Portion, 2 Punkte pro Portion)

Zutaten:

- 100 g Tiefkühlbeeren
- 100 g Naturjoghurt (fettarm)
- ½ Banane
- 50 ml Wasser

Zubereitung:

1. Banane schälen und zusammen mit den Tiefkühlbeeren und dem Naturjoghurt 8 Sekunden lang auf Stufe 5 in den Mixtopf geben.
2. Wasser hinzugeben und 1 Minute lang auf Stufe 10 pürieren.

FRISCHER OBST-SMOOTHIE

(1 Portion, 2 Punkte pro Portion)

Zutaten:

- ½ Banane
- 1 kleiner Apfel
- 1 Kiwi
- 1 Scheibe Ananas
- 1 EL   Zitronensaft
- 100 g Naturjoghurt (fettarm)

Zubereitung:

1. Banane und Kiwi schälen. Apfel entkernen. Das ganze Obst in groben Stücken 15 Sekunden lang auf Stufe 6 in den Mixtopf geben.
2. Zitronensaft und Naturjoghurt hinzugeben und alles 1 Minute lang auf Stufe 10 pürieren.

ERDBEER-RHABARBER-SHAKE

(4 Portionen, 3 Punkte pro Portion)

Zutaten:

- 400 ml Milch (fettarm)
- 200 g Joghurt (fettarm)
- 300 g Erdbeeren
- 100 g Rhabarber

Zubereitung:

1. Die Erdbeeren waschen und halbieren.
2. Den Rhabarber in grobe Stücke schneiden.
3. Alle Zutaten in den Thermomix füllen und auf Stufe 8 für 60 Sekunden vermischen.
4. Auf vier Gläser verteilen und entweder sofort genießen oder in den Kühlschrank stellen.

BROT

DINKELBROT

Zutaten:

- 500 g Dinkelmehl
- 20 g Hefe
- 250 ml Wasser
- 40 ml Olivenöl
- 1 TL Salz
- 1 TL Zucker

Zubereitung:

1. Die Hefe zuerst mit den Fingern zerkleinern und in ca. 50 ml lauwarmen Wasser einweichen.
2. Die übrigen Zutaten in den Thermomix füllen und auf Stufe 6 für 30 Sekunden vermischen. Nun die flüssige Hefe hinzufügen und für weitere 30 Sekunden bei identischer Einstellung vermengen.
3. Den Teig in eine Schüssel füllen und abgedeckt für ca. 1-2 Stunden ruhen lassen. Im Anschluss in eine eingefettete Backform geben und mit einem Messer glattstreichen.
4. Die Backform in den auf 175°C vorgeheizten Ofen schieben und dort für 30-35 Minuten backen.

JOGHURTBROT

Zutaten:

- 500 g Mehl(Weizenmehl)
- 250 g Joghurt (fettarm)
- 5 g Hefe
- 125 ml Wasser
- 2 TL Honig
- 1 Prise Salz

Zubereitung:

1. Zuerst wird ein Vorteig vorbereitet. Hierfür 100 g Mehl abwiegen und zusammen mit der Hefe, dem Wasser und dem Honig in den Thermomix füllen.
2. Auf Stufe 6 für 30 Sekunden zu einem Teig verarbeiten. Diese in eine Schüssel geben und abgedeckt an einem warmen Ort für 12 Stunden gehen lassen.
3. Den Vorteig mit den übrigen Zutaten in den Thermomix füllen und dort für 60 Sekunden auf Stufe 6 vermengen.
4. Eine Kastenform einfetten und den Teig dort hineinfüllen und gleichmäßig verstreichen.
5. Im vorgeheizten Backofen auf 200°C für 20 Minuten backen und vor dem Verzehr kurz etwas abkühlen lassen.

KARTOFFELBROT

Zutaten:

- 400 g Weizenmehl
- 250 g Kartoffeln vom Vortag
- 200 g saure Sahne (fettarm)
- 25 g Butter
- 20 g Hefe
- 100 ml Wasser
- 2 TL Zucker
- 1 Prise Salz

Zubereitung:

1. Die Hefe zuerst mit den Fingern zerkleinern und für 10 Minuten in ca. 50 ml lauwarmem Wasser einweichen lassen.
2. Die Kartoffeln pellen und im Thermomix auf Stufe 8 für 60 Sekunden sehr fein zerkleinern.
3. Alle übrigen Zutaten hinzufügen und auf Stufe 6 für 60 Sekunden zu einem Teig vermengen. Diesen in eine Schüssel füllen und zugedeckt für 1 Stunde ruhen lassen.
4. Im Anschluss den Teig in eine eingefettete Backform füllen und dort für weitere 60 Minuten ruhen lassen.
5. Den Ofen auf 175°C vorheizen und das Brot dort für 40-45 Minuten backen.

KRÄUTER-VOLLKORNBROT

Zutaten:

- 300 g Dinkelvollkornmehl
- 250 g Weizenvollkornmehl
- 500 g Wasser
- 1 Würfel Hefe (ca. 40 g)
- 1 EL Salz
- 100 g Körner gemischt (z.B. Sonnenblumenkerne, Leinsamen, Sesam, Kürbiskerne etc.)
- 2 EL Balsamico-Essig weiß
- 1 EL getrocknete Kräuter z.B. italienisch

Zubereitung:

1. Backofen auf 200°C Ober- und Unterhitze vorheizen.
2. Alle Zutaten (außer 1 EL zum Bestreuen) in den Mixtopf geben und 2 Min./Knetstufe kneten.
3. Backblech mit Backpapier auslegen und Teig zu einem Laib formen.
4. Mit Wasser bepinseln, mit Körner bestreuen und diese andrücken.
5. Im Ofen ca. 50-60 Min. backen.

VOLLKORN-BRÖTCHEN

Zutaten:

- 500 g Dinkelvollkornmehl
- 300 ml Wasser
- 1 Würfel Hefe (ca. 40 g)
- 1 EL Salz
- 1 TL Zucker
- 2 EL Öl
- 100 g Körner nach Belieben z.B. Sonnenblumenkerne, Leinsamen, etc.

Zubereitung:

1. Backofen auf 200°C Ober- und Unterhitze vorheizen.
2. Alle (außer 1 EL Körner zum Bestreuen) Zutaten in den Mixtopf geben und 2 Min./Knetstufe kneten.
3. Teig zu Brötchen formen und auf ein mit Backpapier ausgelegtes Blech geben. Mit Körner bestreuen und diese andrücken.
4. Im Ofen ca. 20-25 Min. backen.

AUFSTRICHE

APFEL CURRY

Zutaten:

- 1 Apfel
- 2 Frühlingszwiebeln
- 100 g Frischkäse (fettarm)
- ½ TL Curry
- Etwas Zitronensaft
- Pfeffer

Zubereitung:

1. Den Apfel grob raspeln, die Frühlingszwiebeln in kleine Ringe schneiden.
2. Alles mit dem Frischkäse vermischen und mit Curry, Zitronensaft und Pfeffer abschmecken.

APFEL-BIRNE

Zutaten:

- 200 g Tofu
- 50 g Birne
- 50 g Apfel
- 1 EL Zitronensaft

Zubereitung:

1. Apfel und Birne schälen und im Thermomix auf Stufe 8 für 60 Sekunden pürieren.
2. Den Tofu und den Zitronensaft hinzufügen und ebenfalls für weitere 60 Sekunden auf Stufe 8 pürieren.
3. In eine kleine Schüssel füllen und entweder sofort verwenden oder im Kühlschrank lagern

APFELSTRUDEL – AUFSTRICH

Zutaten:

- 2 EL Walnusshälften, geröstet
- 20 g Parmesan, in Stücken(fettarm)
- 3 EL Oliven, schwarz, entsteint
- 125 g Rucola, gewaschen, trockengeschleudert
- 200 g Frischkäse(fettarm)
- Salz, Pfeffer

Zubereitung:

1. Walnüsse und Parmesan im Mixtopf 6 Sek. / Stufe 8 mischen; umfüllen.
2. Oliven im Mixtopf 4 Sekunden / Stufe 6 zerkleinern, zu den Nüssen geben.
3. Rucola im Mixtopf 4 – 5 Mal 10 Sekunden Stufe 5.
4. Zerkleinerte Zutaten mit den restlichen Zutaten mischen und 10 Sekunden / Stufe 3 vermischen.

APRIKOSEN-AUFSTRICH -PIKANT

Zutaten:

- 2 Peperoni
- 100 g getrocknete Aprikosen
- 2 Frühlingszwiebeln
- 200 g Frischkäse(fettarm)
- Pfeffer

Zubereitung:

1. Aprikosen, Frühlingszwiebeln und Peperoni in den Mixtopf geben, 10 Sekunden / Stufe 8 zerkleinern
2. Restliche Zutaten dazugeben und 10 Sekunden / Stufe 8 verrühren.

TOMATEN-KRÄUTER-AUFSTRICH

Zutaten:

- 2 Cocktailtomaten
- 100 g Frischkäse fettreduziert
- 1 EL Schnittlauch gehackt
- Salz, Pfeffer

Zubereitung:

1. Cocktailtomaten waschen und halbieren. In den Mixtopf geben und 5 Sek./Stufe 5 zerkleinern.
2. Frischkäse, Schnittlauch und Gewürze hinzufügen und 10 Sek./Linkslauf/Stufe 3 vermischen, evtl. nochmal abschmecken

SALATE

APFEL-KOHLRABI SALAT MIT JOGHURTDRESSING

(1 Portion, 4 Punkte pro Portion)

Zutaten:

- 125 g Kohlrabi
- 1 kleiner Apfel
- 20 g Rosinen
- 40 g Naturjoghurt 1,5% Fett
- Saft von ½ Zitrone
- Salz und Pfeffer zum Abschmecken

Zubereitung:

1. Den Kohlrabi schälen und in groben Stücken in den Thermomix geben.
2. Bei dem Apfel das Kerngehäuse entfernen und diesen ebenfalls in groben Stücken mit in den Thermomix hinzugeben. Beides 8 Sekunden lang auf der Stufe 4 zerkleinern und anschließend in eine Salatschüssel geben.
3. Nun die restlichen Zutaten mit in die Salatschüssel geben, alles leicht unterheben und abschließend mit etwas Salz und Pfeffer abschmecken.

FRUCHTIGER GEMÜSEMIX

(1 Portion, 6 Punkte pro Portion)

Zutaten:

- 90 g Weißkohl
- 1 mittelgroße Möhre
- 1 kleine Zwiebel
- 1 kleiner Apfel
- 2 EL Naturjoghurt, fettarm
- 1 EL Rapsöl
- ½ EL Essig
- 1 TL Senf
- ½ TL Agavendicksaft
- Salz und Pfeffer zum Abschmecken

Zubereitung:

1. Den Naturjoghurt, das Rapsöl, den Essig, den Senf und den Agavendicksaft 20 Sekunden lang auf der Stufe 6 in den Thermomix geben. Das Dressing in ein Schälchen füllen.
2. Die Zwiebel schälen, den Apfel entkernen und beides, zusammen mit dem Weißkohl und der Möhre, in groben Stücken in den Thermomix geben. Das Gemüse 10 Sekunden lang auf der Stufe 5 zerkleinern.
3. Abschließend das Dressing über das zerkleinerte Gemüse und Obst geben, alles miteinander vermengen und mit Salz und Pfeffer abschmecken.

GRIECHISCHER SALAT

(1 Portion, 10 Punkte pro Portion)

Zutaten:

- 150 g Eisbergsalat
- 2 mittelgroße Tomaten
- ½ Gurke
- 1 rote Paprika
- 1 Knoblauchzehe
- 1 Zweig frische Petersilie

- 60 g Schafskäse, fettarm
- 10 Oliven, entkernt
- 3 TL Olivenöl
- 1 TL Essig
- Salz und Pfeffer zum Abschmecken

Zubereitung:

1. Zunächst den Eisbergsalat in mundgerechte Stücke schneiden.
2. Den Schafskäse und die Oliven 4 Sekunden lang auf der Stufe 5 in den Mixtopf geben und zum Eisbergsalat hinzugeben.
3. Bei der Tomate den Strunk entfernen, die Paprika entkernen und beides zusammen mit der Gurke 4 Sekunden lang auf der Stufe 5 in den Mixtopf geben. Anschließend das zerkleinerte Gemüse mit zum Salat hinzugeben.
4. Für das Dressing zunächst die Knoblauchzehe schälen und diese zusammen mit der Petersilie 3 Sekunden lang auf der Stufe 8 in den Thermomix geben.
5. Nun noch die restlichen Zutaten, welche noch nicht in der Salatschüssel sind, mit in den Thermomix geben und alles 25 Sekunden lang auf der Stufe 4 zu einem Dressing vermengen.
6. Das Dressing über den Salat geben, alles vermengen und den Salat abschließend mit etwas Salz und Pfeffer abschmecken.

MÖHREN-GURKEN SALAT MIT KÖRNIGEN FRISCHKÄSE

(1 Portion, 3 Punkte pro Portion)

Zutaten:

- ¼ Eisbergsalat
- 1 mittelgroße Möhre
- 1 Bund frischer Schnittlauch
- 70 g körniger Frischkäse

- 1 TL Olivenöl
- 1 TL Essig
- Salz und Pfeffer zum Abschmecken

Zubereitung:

1. Möhren schälen und in groben Stücken, zusammen mit dem Eisbergsalat, 7 Sekunden lang auf der Stufe 5 in den Thermomix geben. Zerkleinerten Zutaten in eine Salatschüssel geben.
2. Die restlichen Zutaten in den Thermomix geben und 8 Sekunden lang auf Stufe 3 zu einem Dressing vermengen. Dressing über den Salat geben, mit Salz und Pfeffer abschmecken und durchziehen lassen.

RADIESCHEN-SCHAFSKÄSE SALAT

(1 Portion, 4 Punkte pro Portion)

Zutaten:

- 1/4 Bund Radieschen
- 1 rote Paprika
- ½ Gurke
- 60 g Feta fettarm
- 1 TL Olivenöl
- 1 TL Essig
- Salz und Pfeffer zum Abschmecken

Zubereitung:

1. Den Strunk von den Radieschen abschneiden und die Paprika entkernen.
2. Nun das Gemüse in groben Stücken, zusammen mit den restlichen Zutaten, 7 Sekunden lang auf der Stufe 4 in den Thermomix geben.
3. Abschließend den Salat mit etwas Salz und Pfeffer abschmecken.

Weitere Rezepte: Gratis E-Book

Hast du dir eigentlich schon das **kostenlose E-Book** heruntergeladen?

Mit dem Kauf von diesem Buch erhältst du als Bonus auf meiner Webseite weitere gratis Rezepte zum Download: Öffne einen Internetbrowser deiner Wahl, auf dem Smartphone oder dem Computer, und tippe einfach folgendes ein:

bonus.anjafinke.com

Du gelangst dann direkt auf meine Webseite und findest dort den Download.

www.ingramcontent.com/pod-product-compliance
Lightning Source LLC
Chambersburg PA
CBHW080556030426
42336CB00019B/3214